Annette Bopp · Dr. Thomas Breitkreuz

Bluthochdruck senken

Das 3-Typen-Konzept

Weltbild

THEORIE

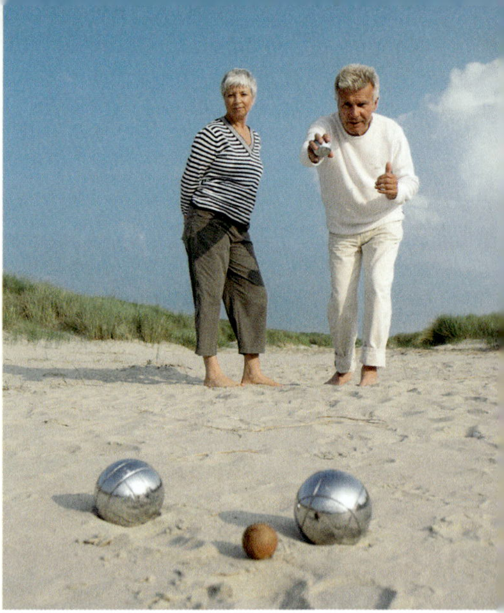

PRAXIS

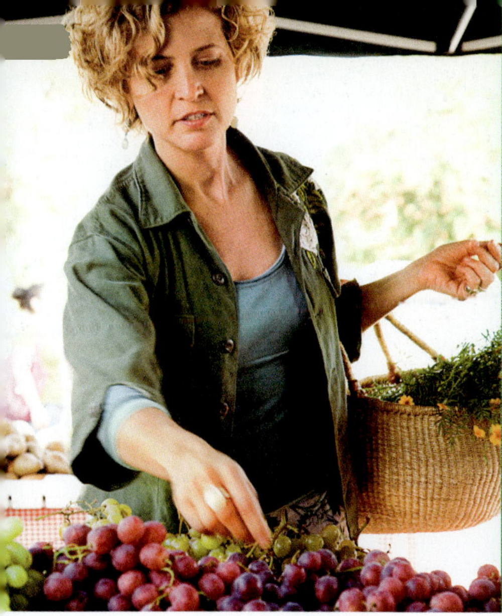

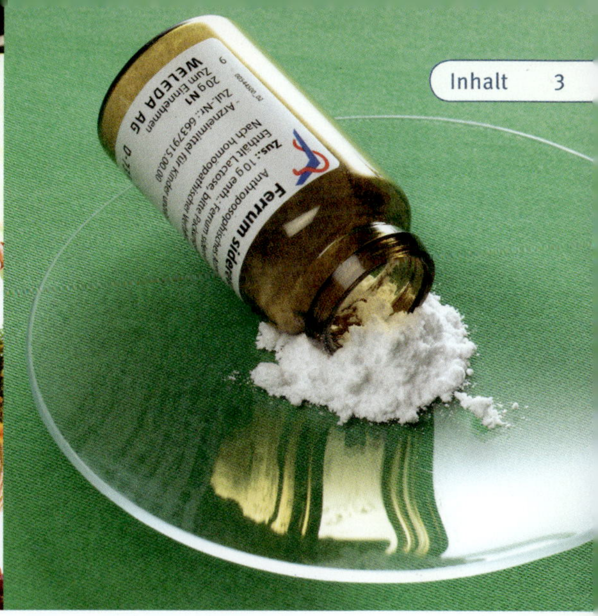

SERVICE

DIE AUTOREN

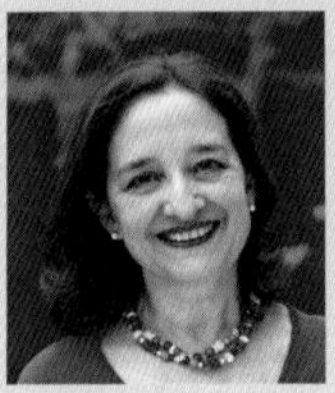

Annette Bopp, Jahrgang 1952, ist Diplom-Biologin und seit 1983 als Journalistin für Medizin und Kultur tätig. Sie arbeitet freiberuflich für viele namhafte Zeitungen, Zeitschriften und Verlage sowie für die Stiftung Warentest. Für ihre journalistische Arbeit wurde sie mehrfach ausgezeichnet, zuletzt Anfang 2009 mit dem Sonderpreis der ARGUS-Stiftung. Annette Bopp lebt mit ihren beiden Kindern in Hamburg (www.annettebopp.de).

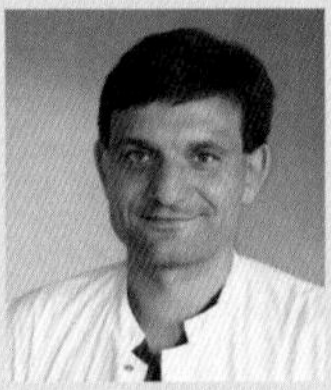

Dr. med. Thomas Breitkreuz, Jahrgang 1964, studierte in Homburg/Saar und London Medizin. Seine internistische Facharztausbildung erhielt er am Hospital zum Heiligen Geist in Hagen. Von 2001 bis 2010 war er Leitender Arzt der Abteilung für Innere Medizin am Gemeinschaftskrankenhaus Herdecke, seit 2010 ist er Leitender Arzt des Paracelsus-Krankenhauses Bad Liebenzell. Für seine wissenschaftliche Arbeit wurde er mehrfach ausgezeichnet. Sein besonderes Interesse gilt der praktisch-therapeutischen Verbindung von naturwissenschaftlichen Methoden und ganzheitlich-anthroposophischen Behandlungsweisen in der Medizin, insbesondere bei Bluthochdruck und Tumorerkrankungen.

EIN WORT ZUVOR

Bluthochdruck ist die häufigste chronische Erkrankung weltweit und eine der Hauptursachen für Herz-Kreislauf-Erkrankungen, auf deren Konto hierzulande die meisten Todesfälle gehen. Grund genug also, dieser Krankheit den Kampf anzusagen. Studien zeigen jedoch: Nur die Hälfte der Betroffenen weiß, dass ihr Blutdruck zu hoch ist. Von ihnen wird nur die Hälfte ärztlich behandelt und davon wiederum nur die Hälfte auf angemessene Weise.
In den vergangenen Jahren hat sich das Verständnis der Bluthochdrucktherapie grundlegend gewandelt. Handeln wurde wichtiger als Behandeln, die Lebensweise bedeutsamer als Medikamente. Auf dieser Grundlage und der Basis vielfältiger Patientenerfahrungen wurde am Gemeinschaftskrankenhaus Herdecke ein modernes Therapiemodell entwickelt, das den Kern des Drei-Typen-Konzepts darstellt. Dieses Programm entspricht einer individuell orientierten Medizin, die alle Therapiemöglichkeiten – diejenigen der Naturheilkunde und Anthroposophischen Medizin sowie die der Schulmedizin – angemessen einbezieht. Mit diesem integrativen Ansatz trägt es dazu bei, die Spaltung zwischen beiden Therapiebereichen zu überwinden.
Mehr noch: Es ist ein Programm, das richtig Spaß macht! Denn es geht dabei nicht darum, ein statistisch errechnetes Risiko für Herz-Kreislauf-Erkrankungen zu senken. Vielmehr zielt das Konzept darauf ab, jetzt und heute das Leben so zu verändern, dass Einseitigkeiten der Konstitution ausgeglichen werden, wodurch der Blutdruck sinkt und die Lebensqualität sich grundlegend verbessert. Es geht um konkrete individuelle Schritte zu einer besseren Entfaltung der eigenen menschlichen Potenziale – und der Hauptakteur dieser Therapie sind Sie! Der Effekt ist rasch fühlbar: höhere Leistungsfähigkeit, mehr Spannkraft und vor allem gesteigerte Lebensfreude. Probieren Sie's doch einfach aus!

Annette Bopp **Dr. Thomas Breitkreuz**

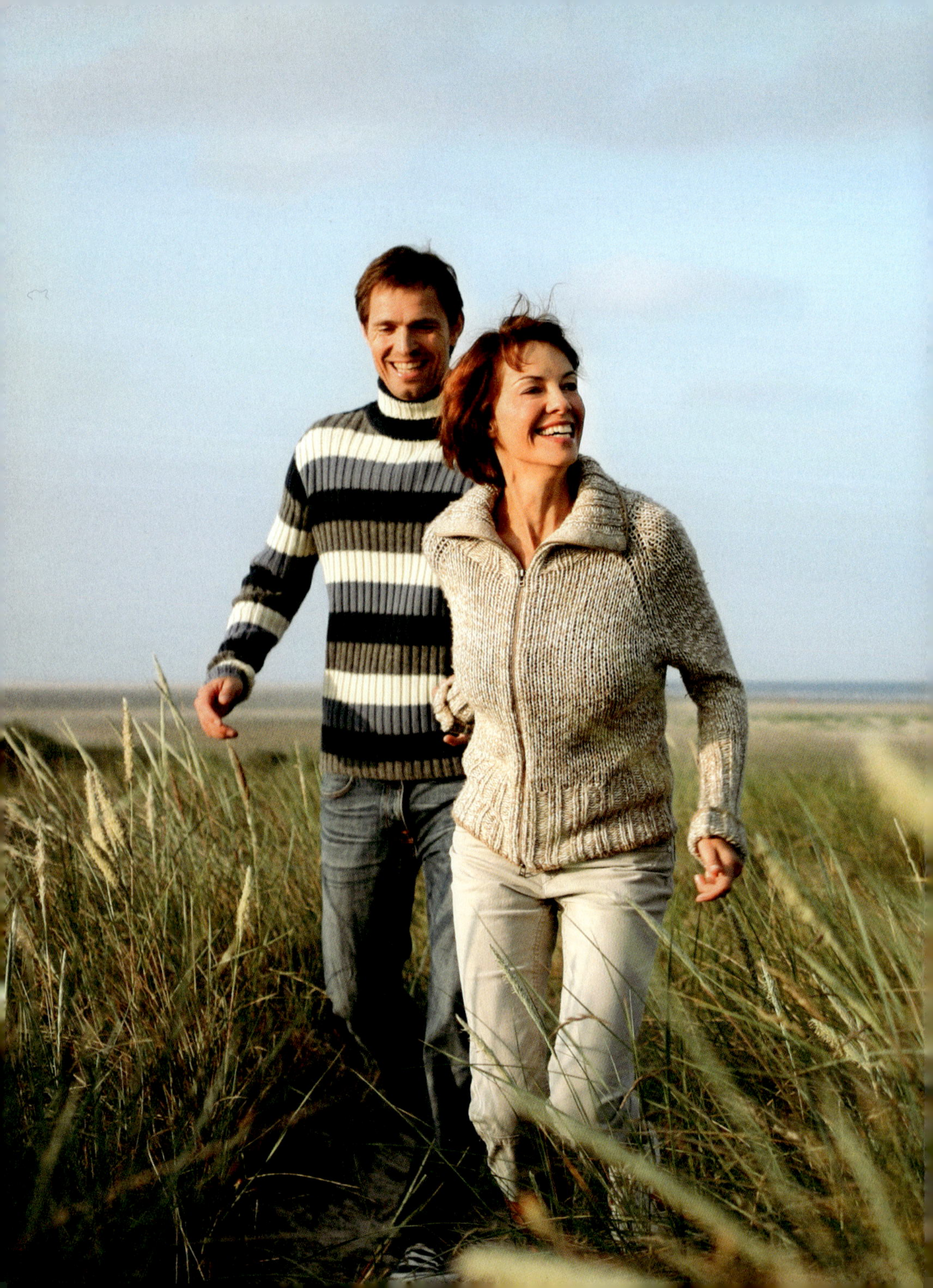

DER BLUTDRUCK UND SEIN EINFLUSS AUF DIE GESUNDHEIT

Ein normaler Blutdruck ist die Grundlage dafür, dass wir uns aufrichten und gut denken können. Ist der Blutdruck zu hoch, hängt das mit bestimmten Einflussgrößen zusammen.

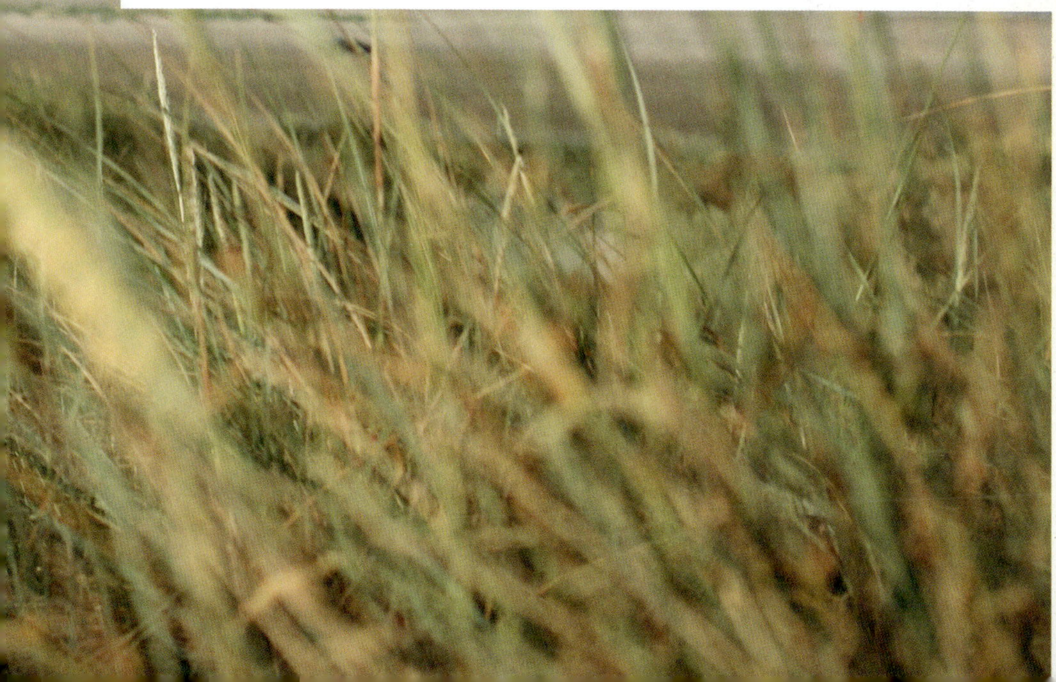

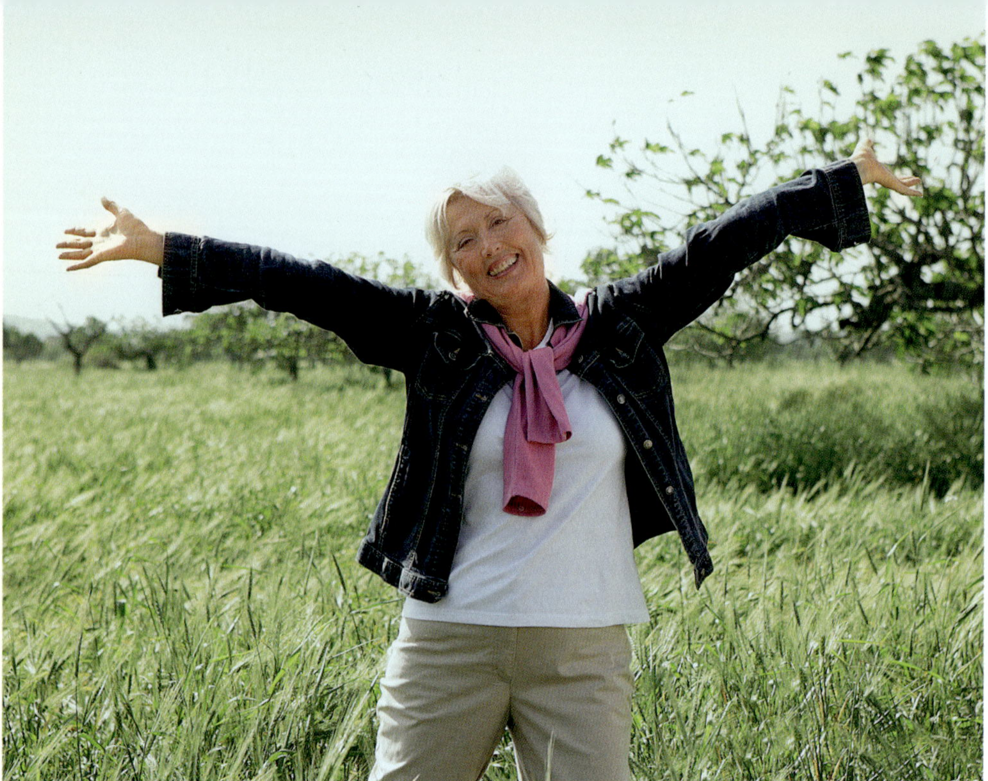

Warum das Blut unter Druck stehen muss

Alles, was fließt, steht unter Druck – sonst kann es nicht in Bewegung kommen. Auch das Blut braucht Antrieb, um im Körper zirkulieren zu können. Und wir brauchen den Blutdruck, um uns aufzurichten, uns zu bewegen, zu denken, zu leben. Das Blut kann ohne Druck nicht gegen die Schwerkraft in den Kopf gelangen; deshalb werden wir ohnmächtig, wenn der Blutdruck zu stark abfällt. Ein ausreichender Blutdruck ist also eine wesentliche Voraussetzung für ein aktives Leben.

Der Blutdruck – ein ständiges Auf und Ab

Der Blutdruck ändert sich ständig, mit jedem Herzschlag bildet er sich neu aus und der Organismus muss ihn jeweils den Lebensverhältnissen entsprechend regulieren.

Beim Schlafen ist der Druck niedriger als im Wachzustand. Um das Aufwachen zu ermöglichen, erhöht der Organismus schon eine bis zwei Stunden vorher den Blutdruck: Die Aktivität der Sympathikus-Nerven nimmt zu, dadurch schlägt das Herz schneller und die Spannung in den Muskeln der Blutgefäße erhöht sich. Dass der Mensch damit wieder stärker zu sich kommt, zeigt sich auch in den Träumen: Je näher das Aufwachen heranrückt, desto »realer« träumen wir. In den ersten Stunden des Schlafs dagegen sind die Träume fantasievoller, weniger realistisch.

Im Liegen ist der Druck niedriger als im Sitzen oder Stehen. Denn das Herz braucht nur wenig Kraft aufzuwenden, um den ganzen Körper gut zu durchbluten. Beim Aufstehen muss sich der Blutdruck dann schlagartig erhöhen, damit das Gehirn ausreichend mit Blut versorgt wird. Menschen, bei denen diese Druckerhöhung nicht gut gelingt, wird es dabei für kurze Zeit schwarz vor den Augen.

Wenn wir uns bewegen und die Muskeln anspannen, muss die Muskulatur stärker durchblutet werden. Auch dafür braucht es einen höheren Blutdruck: Er muss so hoch sein, dass auch ein angespannter Muskel noch gut durchblutet wird.

DER BLUTDRUCK UND DAS BEWUSSTSEIN

Mit einem ausreichend hohen Blutdruck hält sich der Mensch mit seinem Bewusstsein gewissermaßen in sich fest. Umgekehrt verliert er sich, wenn der Druck zu stark absinkt. Wenn junge Menschen zum Beispiel bei einem Rockkonzert vor lauter Begeisterung ohnmächtig werden, sind sie mit ihrem Bewusstsein außer sich. Dabei erweitern sich die Blutgefäße vor allem in den Außenbereichen des Körpers, der Blutdruck sinkt ab und das Gehirn kann nicht mehr ausreichend versorgt werden. Ein paar Sekunden in der Horizontalen mit hochgelegten Beinen reichen aus, um das Bewusstsein wiederzuerlangen.

WUSSTEN SIE …

… dass der Blutdruck eine Errungenschaft der höheren Tiere ist? Bei Pflanzen strömen die Säfte aufgrund der Verdunstung, das heißt, sie sind abhängig von ihrer Umgebung. Der Mensch dagegen ist unabhängig, weil sein Blutdruck ihm das ermöglicht. Zu Hilfe kommen ihm dabei die über das Herz miteinander verbundenen Blutkreisläufe in Kopf, Lunge und Körper, die eine optimale Regulation erlauben – Voraussetzung für eine bewusste und selbstgesteuerte Lebensgestaltung.

Nach dem Essen ist die Durchblutung im Magen-Darm-Trakt um das Drei- bis Vierfache gesteigert. Dann ist es anstrengender, den Blutdruck im Gehirn in der üblichen Höhe aufrechtzuerhalten – daher das Bedürfnis, nach dem Essen zu ruhen. Je weniger Flüssigkeit im Körper kreist, desto niedriger ist der Blutdruck – und desto höher die Anspannung in den kleinen Arterien, die sich stärker zusammenziehen müssen, um bei geringerem Blutvolumen den Blutdruck aufrechtzuerhalten. Das Herz muss schneller schlagen, um das wenige Blut noch im Kreislauf zu halten. Im Extremfall kann der Kreislauf sogar zusammenbrechen, weil kein ausreichender Blutdruck mehr erzeugt werden kann; eine Ohnmacht tritt ein. Deshalb ist es wichtig, dass wir täglich genügend trinken. Scheiden die Nieren vermehrt Salze und Flüssigkeit aus, sinkt der Blutdruck. Umgekehrt können sie beides zurückhalten, um den Druck zu erhöhen. Das geschieht, indem sie den Eiweißstoff Renin abgeben, ein Enzym, mit dessen Hilfe das Hormon Angiotensin gebildet wird. Dieses stellt die Blutgefäße eng und regt die Nebennieren an, das Hormon Aldosteron abzugeben, das bewirkt, dass die Nieren weniger Salz ausscheiden. Dadurch lagert der Körper verstärkt Wasser ein; der Blutdruck steigt. Blockiert man diesen Mechanismus, sinkt der Blutdruck. So wirken auch viele blutdrucksenkende Medikamente (siehe Seite 107 und 110).

Seelische Einflüsse und Stress beeinflussen den Blutdruck ebenfalls. Denn sie wirken sich auf die Spannung in den Blutgefäßen aus, die sich dadurch erweitern oder verengen. Das gilt für Freude und Glück ebenso wie für Kummer, Zorn und Trauer. Wer schlagartig in starke Erregung gerät – aus Wut, Angst oder Aufregung – steht unter hohem Druck. Sobald die Anspannung sich löst oder ein Ventil findet, sinkt der Druck wieder. Der Blutdruck wird von Herzschlag zu Herzschlag neu justiert und schwankt dabei immer um einen gewissen Grundwert. Diese

Schwingungsfähigkeit des Blutdrucks, sich jeder Situation anpassen zu können, ist eine wichtige Voraussetzung für einen stabilen Kreislauf und für die selbstbestimmte Lebensaktivität.

Kreislauf und Blutgefäße

Das Blut strömt in einem ständigen Kreislauf durch die Adern, mit dem Herzen als Mittelpunkt. Der Gesamtkreislauf ist funktionell dreigeteilt: in Kopf-, Lungen- und Körperkreislauf.

Der Kopfkreislauf ist dabei relativ autonom gegenüber den anderen beiden Kreisläufen. Das Gehirn ist in der Lage, in den Blutgefäßen, die die Nervenzellen versorgen, einen konstanten Druck zu erzeugen. Dies gewährleistet eine stets ausreichende Durchblutung und somit auch das Bewusstsein sowie alle vom Gehirn ausgehenden Steuerungsfunktionen – egal, ob wir gerade ruhen, laufen oder uns aufregen. Bewusstes Denken, Fühlen und Wollen sollen möglichst wenig von körperlichen Vorgängen beeinflusst sein – das befähigt zu menschlicher Autonomie. Auch für die Sauerstoffversorgung ist ein möglichst konstant bleibender Blutdruck wichtig. Das Gehirn benötigt allein ein Viertel des Sauerstoffgehalts im Blut! Erst wenn bestimmte Grenzen über- oder unterschritten werden, gelingt es nicht mehr, den Druck im Kopf auf einem gleichbleibenden Level zu halten. Die Grenze dafür befindet sich beim hohen Blutdruck bei 230/240 mmHg für den oberen und bei 130 mmHg für den unteren Wert (siehe Seite 19). Typische Symptome einer solchen »hypertensiven Krise« sind Kopfschmerzen, Übelkeit, Schwindel oder sogar Lähmungserscheinungen sowie Koordinationsstörungen. Steigt der Blutdruck noch weiter an, können auch Krampfanfälle vorkommen. All das ist Ausdruck davon, dass das Gehirn in seiner Funktion beeinträchtigt wird. Deshalb ähneln die Beschwerden denen eines Schlaganfalls.

Der gesamte Blutkreislauf setzt sich aus drei Kreisläufen zusammen.

KOPF-, LUNGEN- UND KÖRPERKREISLAUF

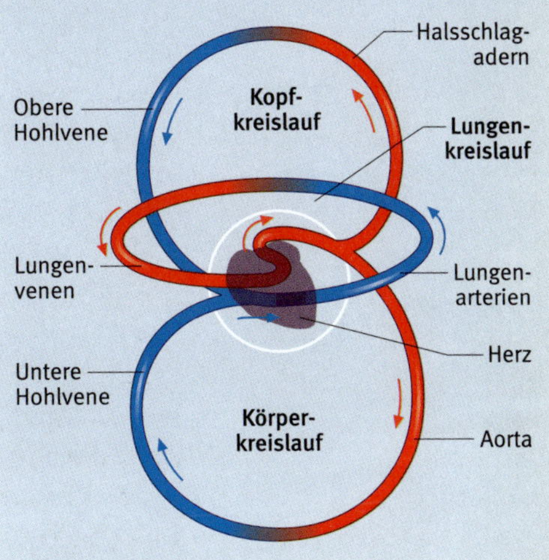

STÄNDIGES STRÖMEN

Wissenschaftler der Mayo-Klinik in Scottsdale, USA, haben mithilfe einer speziellen Ultraschalltechnik festgestellt, dass das Blut im Herzen nicht stillsteht, wenn es die Herzkammer gefüllt hat, sondern ständig in strömender Bewegung bleibt. Mit welcher Kraft das Herz das Blut in die Aorta und die Lungenarterie drückt, hängt unter anderem davon ab, wie stark der Strömungswirbel ist, den das Blut in der Herzkammer erzeugt. Die Strömungskraft des Blutes bewirkt also die Herzkraft – nicht nur die Herzkraft die Dynamik des Blutes.

Der Aufbau von Arterien und Venen

Bei den Blutgefäßen unterscheiden wir zwischen Arterien, die vom Herzen wegführen, und Venen, die zum Herzen hinführen. Arterien transportieren vorwiegend sauerstoffreiches Blut, das aus der linken Herzkammer über die Körperschlagader (Aorta) in Kopf und Körper gelangt. Lediglich die Lungenarterie befördert sauerstoffarmes Blut aus der rechten Herzkammer zur Lunge hin, wo es in den Lungenbläschen Kohlendioxid abgibt und Sauerstoff aufnimmt, um dann über die Lungenvene zur linken Herzkammer und von dort in Kopf und Körper zu fließen.

Die Aorta ist mit 40 Zentimeter Länge und mit 2 bis 2,5 Zentimeter Durchmesser das größte Blutgefäß des Körpers. Sie entspringt an der linken Herzkammer und verzweigt sich innerhalb des Körpers in immer feinere Äste und Ästchen.

Arterien

Arterien bestehen aus drei Schichten: Die Gefäßinnenwand (Intima) ist ein sehr dünnes und empfindliches Häutchen mit extrem glatter Oberfläche, die dem Blut möglichst wenig Widerstand bietet, damit es gut hindurchströmen kann. Die mittlere Schicht (Media) besteht aus weichen, glatten Muskelzellen und einem Netz aus elastischen Fasern. Diese Muskulatur kann nicht willentlich gesteuert werden; sie zieht sich zusammen oder erschlafft aufgrund von Impulsen aus dem Nervensystem oder von Temperatureinflüssen. Eine faserige, bindegewebige Außenhülle (Adventitia) verbindet die Arterie mit dem umgebenden Gewebe und ist von Nervengeflechten durchzogen. Von hier erhalten die Muskelzellen den Impuls, sich zusammenzuziehen oder zu erschlaffen.

Venen sind zweischichtig aufgebaut. Ihre Wand ist dünner als die der Arterien und besteht aus einem wiederum sehr dünnen inneren Häutchen und einer umgebenden Muskelschicht. Im Längsverlauf vieler Venen, vor allem in den Beinen, sind in bestimmten Abständen quer liegende Klappen eingebaut. Sie sorgen dafür, dass das Blut nur in eine Richtung – zum Herzen – und nicht etwa in die Beine oder Arme zurückfließen kann. Venen erscheinen eher bläulich und verlaufen zum großen Teil oberflächlich unter der Haut – gut zu sehen an Hand- und Fußrücken oder an Arm und Schläfe. Pulsfühlen und Blutdruckmessen geschieht an Arterien, Blutabnehmen dagegen an Venen; aus Arterien würde das Blut pulsierend herausspritzen.

Kapillaren

Arterien und Venen sind über Kapillaren miteinander verbunden. Das sind winzige, feine Blutgefäße am Ende der arteriellen Strombahn. Sie sind nur aus zwei Schichten aufgebaut: einer dünnen Innenhaut und Hüllzellen, die diese umgeben. Die Kapillarzone macht aufgrund ihrer filigranen Verästelung fast 60 Prozent der gesamten Oberfläche der Blutgefäße aus. Hier besteht nur noch ein minimaler, kaum messbarer Blutdruck, es ist die Ernährungszone des Gewebes, ähnlich einem gut durchsickerten Waldboden. Da kaum noch ein Blutdruck besteht, der die Flüssigkeit antreiben könnte, tritt diese aus den Kapillaren ins Gewebe über und wird auch wieder in die Kapillaren aufgenommen – in welcher Menge

DIE BLUTGEFÄSSE: EIN FEINST VERZWEIGTES NETZ

Arterien und Venen durchziehen den gesamten Körper wie ein feinmaschiges Netz von insgesamt 140 000 km Länge – das ist der dreieinhalbfache Erdumfang – und einer Gesamtoberfläche von 6000 bis 7000 Quadratmetern – das entspricht einem Fußballfeld! Es gibt 40 große Arterien, von denen 600 Äste ausgehen und sich in 1800 kleine Arterien verzweigen. Von diesen wiederum gehen 40 Millionen Arteriolen und 1,2 Milliarden Kapillaren von jeweils 0,5 bis 4 Millimeter Länge ab. Ähnlich komplex ist das Netz der Venen: Rund 80 Millionen Venolen vereinigen sich zu 1800 Venenzweigen, diese wiederum zu 600 Venenästen und 40 großen Venen, die in der Hohlvene münden.

WUSSTEN SIE …

… dass die aufgetriebenen Bäuche bei unterernährten Menschen Folge eines Eiweißmangels sind? Ihr Organismus schafft es nicht mehr, die Flüssigkeit im Bereich der Kapillaren wieder in die Blutbahn hineinzuziehen. Beine und Arme sind aufgrund des ebenfalls durch Eiweißmangel bedingten Muskelschwunds nur noch Haut und Knochen.

und mit welchen Bestandteilen, hängt davon ab, welche stofflichen Konzentrationen in der Umgebung vorliegen. Hier wird Sauerstoff abgegeben und Kohlendioxid aufgenommen; Fette werden in Eiweißstoffe verpackt und als Lipoproteine weiterverarbeitet; Mineralien und Spurenelemente werden ausgetauscht. Es ist ein ständiges Geben und Nehmen, ein Stoff-Wechsel im Wortsinne. Die gesamte Regeneration, alles Wachsen und Gedeihen findet also in einem Gebiet mit kaum noch messbarem Blutdruck statt. Doch dass es so weit kommen kann, ist vom Blutdruck und von der Impulsierung durch das Herz abhängig.

Venen

Im Anschluss an die Kapillarzone nehmen die Venolen das Blut wieder auf und leiten es in das venöse System und zum Herzen zurück. Der Druck im venösen System entsteht durch den Sog aus der Atmung in der Lunge: Indem wir den Brustkorb dehnen, wird das Blut durch Unterdruck angesaugt. Außerdem werden die Venen durch die Bewegungen der sie umgebenden Skelettmuskulatur und die Impulse der Arterien (zwei Venen verlaufen um jede Arterie, die sie durchpulst) unter Druck gesetzt. Deshalb ist Bewegung so wichtig, um einen guten Rückfluss des Blutes aus Armen und Beinen zu gewährleisten!

Wie der Blutdruck zustande kommt

Der Blutdruck ist der Druck, unter dem das Blut in den Adern strömt. Dabei fließt das Blut jeweils von Orten höheren Drucks zu Orten niedrigeren Drucks – eine physikalische Grundregel, die zum Beispiel auch in der Meteorologie für das Wetter gilt, wo ein Tiefdruckgebiet die Luft aus dem Hoch anzieht.

Der Druck in den Arterien wird bestimmt durch die Blutmenge, den Herzschlag und den Widerstand, den die Blutgefäße dem Blutfluss entgegensetzen. Vor allem der Widerstand in den winzigen

Arteriolen in den herzfernen Körperbereichen ist entscheidend: Wenn sie nicht elastisch genug sind, um sich zusammenzuziehen, kann sich der Blutdruck nicht gut aufbauen. Die Arterien müssen also bis in die kleinsten Verzweigungen hinein stets unter einer gewissen Spannung stehen – nur dann kann das Blut gut bis in die letzten Verzweigungen hinein strömen.

Warum der Blutdruck Walzer tanzt

Über den Tag hinweg unterliegt der Blutdruck einer bestimmten Rhythmik, er steigt und sinkt – wie beim Walzer. Um 3 Uhr morgens ist der Blutdruck am niedrigsten. Es ist die Zeit der »biologischen Mitternacht«, wo der Schlaf am tiefsten ist. Ab etwa 4 Uhr steigt der Blutdruck langsam an und bereitet uns aufs Aufwachen vor. Wenn der Wecker klingelt, steigt er schlagartig noch weiter an – und ermöglicht damit das Aufstehen. Er bleibt dann den ganzen Morgen über relativ hoch; deshalb sind wir normalerweise morgens am leistungsfähigsten. Nach dem Mittagessen sinkt der Blutdruck, deshalb werden wir leicht müde. Ein kurzes Nickerchen ist in dieser Zeit also durchaus sinnvoll. Anschließend steigt der Blutdruck wieder an und erreicht um 19 Uhr sein zweites Maximum, um danach wieder abzusinken.

Die 24-Stunden-Messung zeigt einen deutlichen Unterschied in den Verlaufskurven bei normalem und erhöhtem Blutdruck.

NORMALE BLUTDRUCK- UND BLUTHOCHDRUCK-RHYTHMIK

Bei Bluthochdruck (rechtes Diagramm) sinken die Werte in der Nacht nicht ausreichend ab. Tagsüber liegen die Werte im Durchschnitt zu hoch.

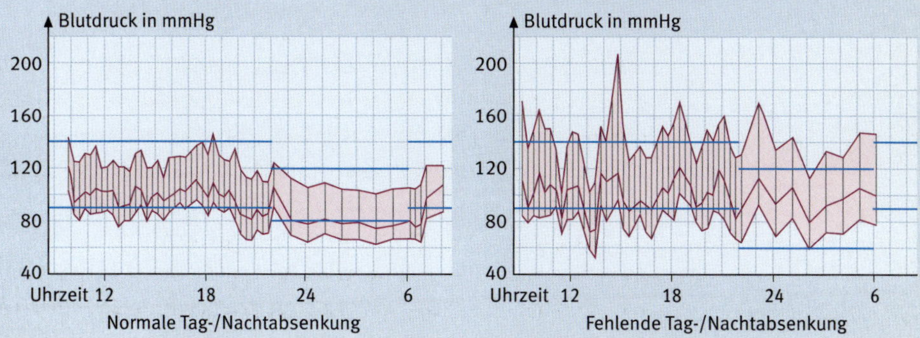

WICHTIG

In der Nacht soll der Blutdruck deutlich absinken (»Dipping«) – Zeichen für eine gute Erholungsphase des Organismus. Dabei sollte der Wert um mehr als 10, aber weniger als 20 Prozent niedriger sein als der Tagesmittelwert (»Normal Dipper«). Liegt der Wert bei weniger als 10 Prozent (»Non-Dipper«) oder über 20 Prozent (»Extreme Dipper«), erhöht sich bei Hochdruckpatienten das Risiko für Organschäden. Beides ist deshalb ein Hinweis für eine besondere Gefährdung, ebenso wenn der Blutdruck nachts höher ist als am Tag (»Inverted Dipper«).

Auf den Rhythmus kommt es an

Je besser die Schwingungsfähigkeit des Blutdrucks ausgeprägt ist, desto stabiler ist der Kreislauf. Frauen sind hier im Vorteil: Aufgrund des monatlichen Zyklus ist der Blutdruck bei ihnen anpassungsfähiger. Erst nach den Wechseljahren lässt die Elastizität nach, weshalb der Blutdruck bei vielen Frauen in dieser Zeit ansteigt. Dem lässt sich allerdings mit einer rhythmischen Lebensgestaltung gut gegensteuern.

Den Beweis liefert eine Studie bei italienischen Nonnen. Ärzte hatten 144 Benediktinerinnen und eine Kontrollgruppe von 138 Frauen aus der Bevölkerung mit einem durchschnittlichen Alter von 34 bis 38 Jahren über 20 Jahre hinweg hinsichtlich der Entwicklung ihres Blutdrucks beobachtet. Das wichtigste Ergebnis: Während bei den Frauen der Kontrollgruppe der Blutdruck von 130/80 mmHg zu Beginn der Studie auf 165/100 mmHg (jeweils Mittelwerte) anstieg, blieb er bei den Nonnen auf 130/80 mmHg. Keine von ihnen bekam Bluthochdruck. Einflussgrößen wie familiäre Neigung zu hohem Blutdruck, Herz-Kreislauf-Erkrankungen, Gewicht, Salzverbrauch, Tee- und Kaffeekonsum, Wechseljahre sowie Bildungsgrad waren dabei vergleichbar. Das heißt, zwischen den beiden Gruppen bestanden in dieser Hinsicht keine Unterschiede.

Die einzige Erklärung für den beobachteten drastischen Unterschied beim Blutdruck ist, dass die Nonnen relativ isoliert und in absoluter Stille in ihrem idyllisch gelegenen Kloster leben. Sie haben einen durch und durch rhythmisch strukturierten Tages-, Wochen-, Monats- und Jahresablauf, der seit Jahrhunderten geprägt ist von Beten und Arbeiten (»ora et labora«), und zwar zu immer gleichen, festgelegten Zeiten. Auch zweifeln Nonnen nicht am Sinn ihres Lebens – sie sind in ihrem Orden fest verankert und leben ihren Glauben.

Der Tagesablauf im Kloster

In einem Benediktiner-Kloster ist der Tag sehr rhythmisch gegliedert. Er wechselt ständig zwischen Aktivität und geistiger Besinnung, wie dieses Beispiel zeigt:

05.45 Uhr	Aufstehen
06.00 Uhr	Gebet der ersten Tagesstunde (Prim)
06.30 Uhr	Versammlung, Fortsetzung der Gebete, Arbeitsverteilung, Frühstück
08.00 Uhr	Arbeit in verschiedenen Bereichen
09.00 Uhr	Gebet der dritten Tagesstunde (Terz)
09.15 Uhr	Messe, anschließend Arbeit
11.30 Uhr	Gebet der sechsten Tagesstunde (Sext)
12.00 Uhr	Mittagessen und Ruhepause
14.00 Uhr	Gebet der neunten Tagesstunde (Non)
14.30 Uhr	Arbeit
16.30 Uhr	Abendandacht (Vesper)
17.30 Uhr	Abendessen mit Austausch über das Tagesgeschehen
19.30 Uhr	geistliche Lesung
20.00 Uhr	Komplet (Gebet), anschließend Nachtruhe

Einfluss eines rhythmischen Lebens auf den Blutdruck am Beispiel italienischer Nonnen

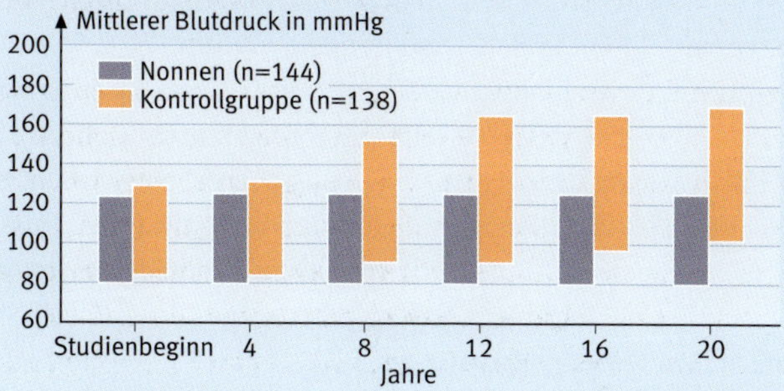

Eine Langzeitstudie über 20 Jahre hat es erwiesen: Die rhythmische Lebensgestaltung im Kloster wirkt sich sehr günstig auf den Blutdruck aus.

Die Frauen der Kontrollgruppe dagegen sind ganz anderen Stressoren ausgesetzt: Sie haben Beruf und Haushalt, viele auch Partner und Kinder. Existenzangst, Sorge um den Arbeitsplatz, familiärer Stress, finanzielle Not, Lärm, Umweltverschmutzung und andere Umwelteinflüsse sind ihre täglichen Begleiter. Und auch wenn Jahresfeste wie Ostern und Weihnachten oder die Jahreszeiten das Jahr rhythmisch gliedern, so ist doch ihr Tagesablauf wesentlich unstrukturierter als der einer Nonne.

Wenngleich es unrealistisch wäre zu sagen »Lebt alle wie im Kloster!« – ein bisschen können wir uns dieses streng gegliederte Leben zum Vorbild nehmen. Näheres erfahren Sie ab Seite 94.

GU-ERFOLGSTIPP

RICHTIG MESSEN

Achten Sie darauf, dass der Arzt den Blutdruck immer an beiden Armen misst, wenn er dies erstmalig tut. Unterscheidet sich der Druck um mehr als 5 mmHg, gilt der höhere Druck als maßgeblich. Manchmal senkt eine Engstelle in einer der vorgeschalteten Arterien in der Brust, am Schlüsselbein oder Oberarm den Druck und verfälscht den Wert.

Wie der Blutdruck gemessen wird

Der Arzt misst den Blutdruck meist konventionell mit einer Manschette am Oberarm. Diese bläst er mit einem Gummiball als Blasebalg so stark auf, dass die Schlagader im Arm abgepresst wird. Das kann etwas unangenehm werden – denn je höher der Druck ansteigt, desto stärker kneift es am Arm. Dieser Druck wird auf einem Manometer angezeigt, dem am Blasebalg angebrachten Messinstrument. Gleichzeitig legt der Arzt die Membran eines Hörrohrs (Stethoskop) auf die Innenseite der Armbeuge am Ellenbogen, damit er dort den Pulsschlag abhören kann. Die Armmanschette wird immer so weit aufgepumpt, dass der Druck hoch genug ist, um die Arterie komplett abzudrücken und mit dem Stethoskop kein Pulsgeräusch mehr zu hören ist.

Dann wird möglichst langsam Luft aus der Armmanschette abgelassen, sodass diese die Schlagader wieder freigibt. Je langsamer dies geschieht, desto genauer ist die Messung. Wenn das Blut wieder fließen kann, ist der erste Ton des Pulsgeräusches zu hören. Diese Pulswelle entspricht dem Herzschlag – sie entsteht, wenn sich die linke Herzkammer (Systole) zusammenzieht und das Blut in die Aorta auswirft. Der Druck in diesem Moment des ersten Pulsgeräusches ist der obere – systolische – Wert des Blutdrucks. Aus der Manschette wird dann die Luft langsam weiter abgelassen, bis kein Pulsgeräusch mehr zu hören ist. Das ist der Moment, in dem sich die linke Herzkammer dehnt, um das Blut aus dem

Normale und erhöhte Blutdruckwerte in Ruhe		
	Oberer Wert in mmHg	Unterer Wert in mmHg
Optimaler Blutdruck	120	80
Normaler Blutdruck	unter 130	unter 85
Noch normaler Blutdruck	130–139	85–89
Isoliert erhöhter systolischer Blutdruck	über 140	unter 90
Grenzwertig erhöhter Blutdruck	140–149	90–94
Leicht erhöhter Blutdruck (Grad 1)	150–159	90–99
Mittelschwer erhöhter Blutdruck (Grad 2)	160–179	100–109
Stark erhöhter Blutdruck (Grad 3)	über 180	über 110
Hypertensive Krise (lebensbedrohlich)	über 230	über 130

Herzvorhof aufzunehmen (Diastole). Dieser Druck gibt den unteren – diastolischen – Blutdruckwert an.

Der Druck auf dem Manometer entspricht also dem Druck innerhalb der Arterie. Angegeben wird er in Millimeter Quecksilbersäule, abgekürzt mmHg. 1 mmHg entspricht dabei dem Druck, der von einer Quecksilbersäule von einem Millimeter Höhe erzeugt wird.

Selbst messen – aber richtig!

Den Blutdruck zu Hause selbst zu bestimmen ist heute gang und gäbe – und sinnvoll. Am weitesten verbreitet sind Geräte zur Messung am Handgelenk. Stiftung Warentest prüft immer wieder, welche Geräte präzise genug messen. Erkundigen Sie sich vor dem Kauf danach. Ansonsten sollten Sie einige wichtige Hinweise beachten, damit Sie den Blutdruck korrekt ermitteln.

- Bevor Sie messen, sollten Sie fünf bis zehn Minuten ruhig sitzen. Wenn Sie den Blutdruck aus einer Aktivität heraus messen (etwa nach dem Treppensteigen), ermitteln Sie zu hohe Werte!

- Messen Sie grundsätzlich im Sitzen und immer an demselben Arm, an dem der Arzt den Blutdruck als korrekt bestimmt hat (siehe GU Erfolgstipp Seite 18).
- Achten Sie darauf, dass die Manschette stramm anliegt, und halten Sie den Arm während des Messvorgangs ruhig. Halten Sie das Handgelenk während des Messvorgangs auf Herzhöhe, nicht tiefer und nicht höher, sonst misst das Gerät nicht korrekt.
- Wenn Sie die Messung wiederholen wollen, warten Sie eine halbe bis eine Minute bis zum nächsten Messvorgang.
- Wenn Sie ein Messgerät mit Oberarmmanschette haben, legen Sie die Manschette etwa zwei Fingerbreit über der Armbeuge an und lassen Sie etwa zwei Finger Luft – so können Sie beim Aufblasen ausreichend Druck aufbauen, ohne dass es zu sehr schmerzt. Legen Sie den Unterarm am besten im Sitzen auf dem Tisch ab, auf dem auch das Messgerät steht. Damit befindet sich der untere Rand der Manschette von selbst in der richtigen Position – in Höhe des Herzens. Die Manschette muss dem Armumfang angepasst sein. Für sehr kräftige Oberarme gibt es Sondergrößen.

Was den Blutdruck in die Höhe treibt

In bestimmten Situationen muss der Blutdruck ansteigen – sonst kann der Körper nicht die Leistung erbringen, die ihm abverlangt wird. Dazu gehören beispielsweise:

- Der Spurt zum Bus oder Zug, der schon abfahrbereit an der Haltestelle oder am Gleis steht.
- Brenzlige Ereignisse im Straßenverkehr, die ein rasches Reagieren nötig machen.
- Situationen, die ein Höchstmaß an Wachheit und Konzentration erfordern. Das kann durchaus positiv sein: Bei Lampenfieber, das nur kurze Zeit andauert, ist der hohe Blutdruck ausschlaggebend für eine gute Leistung.
- Sexualität – wobei der Blutdruck bei Männern stärker ansteigt als bei Frauen. Zärtlichkeitsbetonte und genussvolle Liebe treibt den Druck allerdings weniger rasant in die Höhe als eine triebhafte, vorwiegend auf den Höhepunkt orientierte.

WENN DIE SPANNUNG STEIGT

Spannende Fernsehfilme, bei denen man mit den Helden mitfiebert, oder ein Krimi, bei dem man endlich den Mörder enttarnt wissen will, können den Blutdruck ebenfalls ansteigen lassen.

STRESS ERHÖHT DEN BLUTDRUCK

Wenn wir es besonders eilig haben, treiben auch rote Ampeln unseren Blutdruck in die Höhe. Kurier- und Brummifahrer leiden genau aus diesem Grund oft unter hohem Blutdruck. Sie müssen die Ware immer pünktlich und in bestimmter Abfolge abholen oder ausliefern. Daher bedeutet jede rote Ampel für sie höchsten Stress. Wer täglich acht Stunden oder länger solchem Stress ausgesetzt ist, steht ständig unter Hochdruck.

Es ist also durchaus notwendig, dass der Blutdruck kurzfristig auf hohe Werte ansteigen kann. Nur so gelingt es uns, zu jeder Zeit und sofort einsatz- und handlungsfähig zu sein. Diese Präsenz aufgrund des Blutdrucks ist eine Fähigkeit, die vor allem den Menschen, weniger den Tieren gegeben ist. Wir Menschen brauchen eine erhöhte Grundspannung, um jederzeit in Aktion treten zu können. Das hat damit zu tun, dass wir unsere Aktivität über den Willen steuern und nicht wie Tiere über den Instinkt oder Reflexe. Diese geistig-seelisch-körperliche Präsenz und Handlungsbereitschaft lässt sich nur durch den Blutdruck gewährleisten. Wenn beispielsweise ein Jäger auf dem Hochsitz einem kapitalen Hirsch auflauert, steht er ständig unter Hochdruck – der Blutdruck erreicht Spitzenwerte, sein Herz schlägt schnell. Nur so ist er sekundenschnell zum Schuss bereit, wenn das Tier aus dem Gebüsch tritt. Hält diese Phase über Stunden an, besteht ein deutlich höheres Risiko, dass der Körper diesen Stress nicht mehr aushält. So kann es vorkommen, dass einen Jäger auf dem Hochsitz der Tod ereilt, weil der anhaltend hohe Blutdruck einen Herzinfarkt oder Schlaganfall ausgelöst hat. Phasen erhöhter Alarmbereitschaft oder Anspannung dürfen deshalb nicht lange dauern. Aus diesem Grund ist wochen-, monate- oder gar jahrelanger Stress ein wesentlicher Risikofaktor für Herz-Kreislauf-Erkrankungen.

TIPP

Wenn Sie Ihren Blutdruck über längere Zeit beobachten wollen oder sollen, können Sie die Werte in einen von der Deutschen Herzstiftung herausgegebenen Blutdruckpass eintragen. Den Pass erhalten Sie kostenfrei unter der E-Mail info@herzstiftung.de.

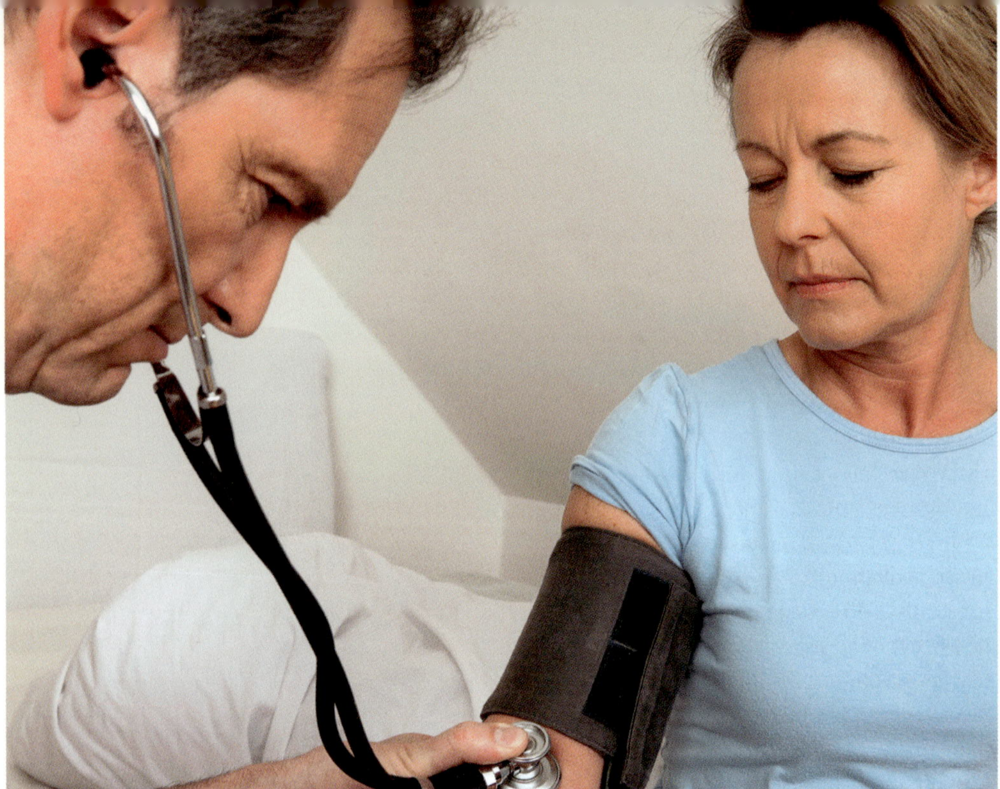

Der hohe Blutdruck und seine Folgen

Ein anhaltend erhöhter Blutdruck weist darauf hin, dass der Organismus seine Autonomie gegenüber der Umgebung nicht mehr so leicht aufrechterhalten kann. Er stößt auf Hindernisse, die die normale Schwingungsfähigkeit bremsen und einengen. Ein solches Hemmnis kann eine kontinuierliche Reizüberflutung sein, die die Sinne überfordert und nervös und zappelig werden lässt. Oder eine Flut von Nährstoffen, die den Verdauungstrakt belastet. Oder jahrelanger Stress im Familien- oder Berufsleben, mit dem Gefühl

hilfloser Ohnmacht: Unterdrückte Wut und Aggression münden in einer anhaltenden Hochspannung. Der hohe Blutdruck ist dann erst mal eine gesunde Reaktion, weil der Organismus versucht, diese Widerstände mit höherem Druck zu überwinden, um seine Selbstständigkeit weiterhin zu gewährleisten. Hält der Zustand jedoch lange Zeit an, verselbstständigt er sich und wird chronisch; der Organismus kennt es dann gar nicht mehr anders. So wird der hohe Blutdruck zur Krankheit – und produziert lebensbedrohliche Folgeschäden.
Bewegungsmangel, Übergewicht, Diabetes, Rauchen sowie eine erbliche Veranlagung können den Blutdruck zusätzlich in die Höhe treiben. Oft ist es auch eine Mischung aus mehreren Faktoren, die sich gegenseitig verstärken. Manche Menschen kompensieren zum Beispiel Stress, indem sie mehr essen und dadurch übergewichtig werden.
Hoher Blutdruck ist weder ein Problem nur auf der körperlichen Seite noch ein unabwendbares Schicksal. Er ist vielmehr eine Frage der Kultur: Wie schaffe ich es, mein Leben unter den gegebenen Bedingungen so zu gestalten, dass ich seelisch und körperlich im Gleichgewicht bin? Wie kann ich Einseitigkeiten und Schwächen ausgleichen und Stärken so einsetzen, dass sie mir nützen und nicht schaden? Denn Medikamente sind nicht die einzige, sondern nur eine von vielen Therapiemöglichkeiten.

DAS SAGT DIE STATISTIK
Einen zu hohen Blutdruck mit Werten über 140/90 mmHg haben in Deutschland 44 Prozent der Frauen und 51 Prozent der Männer zwischen 18 und 79 Jahren – insgesamt rund 30 Millionen. Betroffen sind vor allem die 50- bis 80-Jährigen. Bei Jüngeren bis 40 Jahre haben doppelt so viele Männer wie Frauen einen hohen Blutdruck.

Ein schleichender Prozess

Bluthochdruck beginnt oft schon bei jüngeren Menschen (unter 50 Jahren) mit erhöhten diastolischen Blutdruckwerten; das heißt, der untere Wert liegt über 90 mmHg. Das ist Ausdruck einer erhöhten Spannung in den Arteriolen, vor allem, wenn der Blutdruck aufgrund von anhaltendem Stress steigt. Da die Blutgefäße enggestellt sind, haben diese Menschen meist eine blasse Hautfarbe (»weißer Bluthochdruck« beim Stress-Typ, siehe Seite 35). Oder es ist Folge einer recht ausgeprägten Blutfülle, die sich mit roter Gesichtsfarbe, blauroten Ohren, Hämorrhoiden, prallen Beinvenen und Kälteunempfindlichkeit bemerkbar macht (»roter Bluthochdruck« beim Bauch-Typ, siehe Seite 38).

TIPP
Wenn Sie beim Blutdruckmessen feststellen, dass Ihr Blutdruck die Normwerte übersteigt, wiederholen Sie die Messung mindestens dreimal im Abstand von zwei Minuten – in Ruhe und im Sitzen. Sind die Werte jedes Mal zu hoch, sollten Sie einen Arzt aufsuchen.

Hohe systolische Werte über 140 mmHg treten vor allem unter akuter körperlicher oder seelischer Belastung auf, zum Beispiel beim Fahrradfahren auf ansteigenden Strecken, beim Bergwandern, bei Streit oder unangenehmen Gesprächen.

Dass so viele Menschen von ihrem hohen Blutdruck nichts wissen, liegt daran, dass er lange Zeit keine Beschwerden verursacht oder solche, die kaum jemand mit einem erhöhten Blutdruck in Verbindung bringt: Kopfschmerzen und Schwindelgefühl in den Morgenstunden. Wer sich selbst gut kennt, wird vielleicht auch ein seltsames Flirren im Kopf wahrnehmen, eine erhöhte Reizbarkeit, eine stärkere innere Unruhe, für die es keine Erklärung gibt.

Die Blutgefäße nehmen Schaden

Ein anhaltend erhöhter Blutdruck schädigt die Arterien auf zweierlei Art: zum einen, indem ihre zarte Innenhaut einreißt, wodurch sich dort Ablagerungen (Plaque) bilden können. Zum anderen, indem die anhaltend hohe Spannung in der Muskulatur dazu führt, dass die Arterien ihre Elastizität verlieren.

Ablagerungen in den Arterien entstehen, wenn der Blutdruck anhaltend erhöht ist.

Die Ablagerungen in der Arterienwand sind – vor allem in der Anfangsphase – von einem sehr dünnen, verletzlichen Häutchen bedeckt. Reißt es ein, quillt der Inhalt heraus und zieht geradezu magnetisch Blutplättchen (Thrombozyten) an, die sich mit den Bestandteilen der Plaque zusammenlagern und ein Blutgerinnsel bilden. An diesem Hindernis bleiben ständig weitere Blutbestandteile hängen, sodass sich der Pfropf rasch vergrößert, bis er die Ader komplett verschließt oder mit dem Blutstrom weitergeschwemmt wird und in einem kleineren Blutgefäß steckenbleibt. Geschieht das in den Herzkranzgefäßen, die für die Durchblutung des Herzmuskels verantwortlich sind, ereignet sich ein Herzinfarkt. Gerinnsel, die sich in den Halsschlagadern oder Hirnarterien bilden, verursachen einen Schlaganfall.

ARTERIE MIT ABLAGERUNG (PLAQUE)

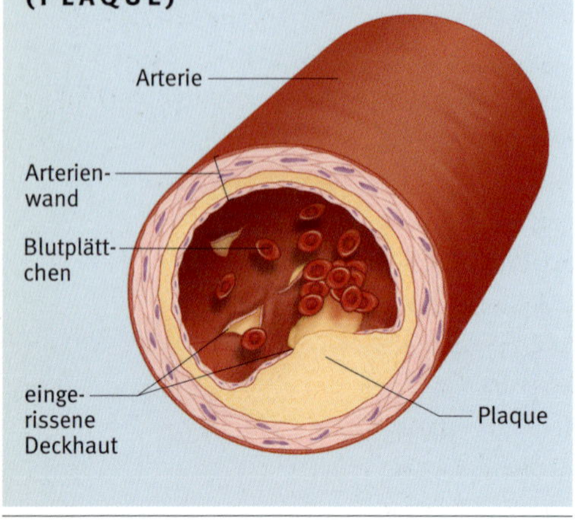

Schäden an Organen

Nehmen die Blutgefäße durch den hohen Blutdruck Schaden, besteht nicht nur ein erhöhtes Risiko für Herzinfarkt und Schlaganfall, auch Herz, Gehirn, Nieren und Augen können geschädigt werden. Hier die wichtigsten Folgekrankheiten:

- **Herzschwäche:** Wenn die linke Herzkammer aufgrund des hohen Blutdrucks jahrelang das Blut gegen einen hohen Widerstand in den Kreislauf pumpen muss, nimmt ihre Muskelmasse durch den erhöhten Kraftaufwand zu. Doch schon bevor man die verdickte Herzwand im Ultraschall erkennen kann, verliert das Herz an Elastizität. Vor allem kann sich die Herzkammer nicht mehr so gut aufdehnen. Das »Ausatmen« des Herzens – die widerstandslose Füllungsphase – ist gestört. Als Folge nimmt die Kammer weniger Blut auf und weniger Blut fließt in den Kreislauf. Dann muss das Herz schneller schlagen, um den Kreislauf aufrechtzuerhalten. So entsteht mit der Zeit ein Teufelskreis, bei dem das Herz immer schwächer wird.
- **Herzrhythmusstörungen:** Häufig kommt es infolge der Herzschwäche zu einer bestimmten Form von Herzrhythmusstörung: dem Vorhofflimmern. Wenn die Kammer sich nicht mehr ausreichend füllt, versucht der Herzvorhof, mehr Kraft zu entfalten, und pumpt gegen die steife Herzkammer an. Weil diese sich aber nicht richtig mit Blut füllen lassen will, erschöpft sich der Vorhof und weitet sich. Das stört das Gefüge der Muskelfasern, welche die elektrischen Impulse für den Herzschlag weiterleiten. Die Folge: Die Erregung breitet sich nicht mehr gleichmäßig aus, sondern in chaotischen, kreisenden Sprüngen und Salven, und lässt den Vorhof »flimmern« – er zieht sich mit 500 Schlägen oder noch mehr pro Minute zusammen. Dann steht er so gut wie still und die Kammer wird erst recht nicht mehr gleichmäßig mit Blut gefüllt. Ein bereits geschwächtes Herz ist jedoch darauf angewiesen, dass der Vorhof gut arbeitet, sonst sinkt die Füllungsmenge der Kammer noch weiter ab. So kommt es, dass die Herzleistung durch das Vorhofflimmern um weitere 20 Prozent nachlassen kann. Zudem besteht eine erhöhte Gefahr für einen Schlaganfall. Denn in einem Zipfel des Vorhofs, dem Herzohr,

WUSSTEN SIE ...

... dass nur 50 Prozent der Hypertoniker in Deutschland über ihren erhöhten Blutdruck Bescheid wissen? Nur bei jedem Vierten wird der Blutdruck regelmäßig vom Arzt kontrolliert, jeder Fünfte hat sich noch nie darum gekümmert, jeder Zehnte geht hin und wieder zum Messen in die Apotheke und nur knapp vier Prozent überprüfen den Blutdruck selbst zu Hause.

entstehen beim Vorhofflimmern Zonen eines Strömungsstillstandes, in denen sich leicht Blutgerinnsel bilden. Sie landen dann mit dem strömenden Blut meist im Gehirn, weil sie mit dem aus der linken Kammer ausgeworfenen Blut nach oben geschleudert werden – direkt in die von der Aorta nach oben abgehenden Schlagadern zum Kopf.

- **Hirnblutung:** Wenn brüchige Arterien im Gehirn platzen, entsteht eine Hirnblutung, die zweite Form des Schlaganfalls (die erste besteht darin, dass ein Blutgerinnsel eine Hirnarterie verstopft und somit die nachfolgenden Bereiche von der Sauerstoffversorgung abschneidet).
- **Demenz:** Gefürchtet sind Hirnleistungsstörungen in Form einer Demenz, die ebenfalls auf eine schlechtere Durchblutung in Folge einer Arteriosklerose zurückgehen. Auffällige Vergesslichkeit und erheblich nachlassende Konzentrationsfähigkeit, verbunden mit Orientierungslosigkeit, sind Anzeichen dafür.
- **Nachlassende Nierenfunktion und Nierenversagen:** Können die Nieren ihre Filterfunktion nicht mehr richtig erfüllen, scheiden sie zu viel Eiweiß aus. Anfangs ist der Eiweißverlust noch relativ gering (Mikroalbuminurie), später nimmt er zu (Proteinurie) und führt zu einer deutlich nachlassenden Nierenfunktion bis hin zum Nierenversagen.
- **Veränderungen der Netzhaut, Sehstörungen:** Enggestellte Arterien in der Netzhaut des Auges führen auf Dauer zu Sehstörungen oder gar zu dauerhaften, irreparablen Netzhautschäden.

WICHTIG

Wenn Sie merken, dass Ihr Herz immer wieder Aussetzer hat und längere Zeit sehr unregelmäßig schlägt, sollten Sie sich vom Hausarzt zum Kardiologen überweisen lassen. Möglicherweise handelt es sich um ein durch Herzschwäche und hohen Blutdruck bedingtes Vorhofflimmern, das ärztlich behandelt werden muss.

Worauf Frauen achten müssen

Im Alter bis zu 35 Jahren haben nur 1,5 bis 2 Prozent der Frauen einen hohen Blutdruck – nach den Wechseljahren über 40 Prozent! Doch nur wenige Frauen achten darauf: Zwei Drittel der 30- bis 50-Jährigen kennen ihren Blutdruck nicht. Dabei gäbe es gerade für sie diverse Faktoren für Bluthochdruck zu beachten:

Die synthetischen Hormone der Pille treiben bei jeder dritten Frau unter 35 Jahren den Blutdruck hoch, vor allem bei Raucherinnen (für die die Pille deshalb eigentlich tabu ist). Dies umso eher, wenn bereits Eltern oder Geschwister einen hohen Blutdruck hatten oder haben. In den ersten Monaten der Pilleneinnahme muss der Blutdruck deshalb immer wieder überprüft werden, auch wenn er bisher eher niedrig war.

Bei etwa fünf bis zehn Prozent aller Schwangeren kommt es vor, dass der Blutdruck im letzten Drittel der Schwangerschaft sehr hoch ansteigt (Präeklampsie, früher auch »Schwangerschaftsvergiftung« genannt). Dann besteht die Gefahr, dass das Kind über die Plazenta nicht mehr ausreichend mit Nährstoffen und Sauerstoff versorgt wird und vorzeitig per Kaiserschnitt geholt werden muss. Schwangere müssen den Blutdruck deshalb besonders häufig kontrollieren und der Arzt muss mit Teststäbchen messen, ob mit dem Urin Eiweiß ausgeschieden wird (Mikroalbuminurie), um eine Schwangerschaftshypertonie frühzeitig zu erkennen.

Mit Beginn der Wechseljahre steigt bei vielen Frauen der Blutdruck durch den Rückgang des Östrogens an. Der hormonelle »Gefäßschutz« ist bis dahin nötig, weil im Falle einer Schwangerschaft die anderthalbfache Menge Blut im Körper zirkuliert – das verlangt den Blutgefäßen einiges an Anpassungsfähigkeit ab! Nach den Wechseljahren ist das nicht mehr erforderlich und die Arterien büßen einen Teil ihrer Nachgiebigkeit ein.

Primärer und sekundärer Bluthochdruck

Bei etwa 90 Prozent der Menschen mit hohem Blutdruck findet sich keine organische Ursache – der Bluthochdruck entwickelt sich aufgrund äußerer Einflüsse und konstitutioneller Merkmale (primäre Hypertonie). Bei rund 5 bis 15 Prozent der Hypertoniker ist der hohe Blutdruck Folge einer anderen Erkrankung (sekundäre Hypertonie):

- Blockieren Engstellen in der Nierenarterie die Ader um mehr als 40 Prozent, wird die Niere nicht mehr gut durchblutet. Als Reaktion darauf aktiviert sie die Hormone Renin und Angiotensin, die dafür sorgen, dass der Blutdruck in den Arteriolen steigt und die Nieren mehr Flüssigkeit zurückhalten, wodurch sich das Blutvolumen erhöht und die Durchblutung sich wieder verbessert – nicht nur in den Nieren, sondern auch zum Beispiel im Gehirn. Etwa einer von 100 Bluthochdruckpatienten hat eine

WICHTIG

Je länger ein hoher Blutdruck unbehandelt bleibt, desto größer der mögliche Schaden. So hatten 50 Prozent der Menschen mit tödlichem Herzinfarkt und 90 Prozent der Schlaganfallpatienten vorher einen hohen Blutdruck. Sorgen Sie daher für einen ausgeglichenen Blutdruck, doch beachten Sie nicht nur die Messwerte. Viel mehr kommt es auf die Schwingungsfähigkeit und Elastizität des Blutdrucks an.

DIE 24-STUNDEN-BLUTDRUCKMESSUNG

Sinnvoll und notwendig für die Diagnose eines hohen Blutdrucks ist eine 24-Stunden-Messung, die der Arzt veranlassen kann. Dabei bekommen Sie am Oberarm die übliche Manschette angelegt, über die alle 15 Minuten (nachts alle 30 Minuten) der Blutdruck gemessen und von einem Gerät in Walkman-Größe aufgezeichnet wird. Zusätzlich protokollieren Sie das Tagesgeschehen. Nach Abschluss der Messung werden die Daten ausgewertet. Der Mittelwert aller gemessenen Werte sollte nicht über 135/86 mmHg liegen. Der Blutdruck sollte außerdem einen deutlichen Tag-Nacht-Rhythmus aufweisen und sich tagsüber verschiedenen Situationen anpassen können.

solche Nierenarterien-Stenose. Bei Frauen unter 55 Jahren ist sie meist durch eine Verdickung des Bindegewebes in den Nierenarterien bedingt.

- Nierenerkrankungen wie Zysten- und Schrumpfniere, Nierenkrebs oder auch eine chronische Nierenentzündung können ähnliche Konsequenzen haben wie eine Nierenarterien-Stenose.
- Eine Schilddrüsenüberfunktion führt bei jedem Fünften zu einer systolischen Hypertonie (siehe Seite 19), eine Schilddrüsenunterfunktion zu einer Erhöhung des diastolischen Wertes.
- Typisch für eine Überproduktion des Hormons Aldosteron in der Nebennierenrinde (Conn-Syndrom) sind sehr hohe Blutdruckwerte um 170/120 mmHg, die mit den üblichen Medikamenten (ACE-Hemmer, Sartane) nicht absinken. Andere Störungen im Hormonhaushalt mit der Folge eines Bluthochdrucks sind zum Beispiel Erkrankungen des Nebennierenmarks (Phäochromozytom) oder eine erhöhte Ausschüttung von Kortison bei Funktionsstörungen der Nebennierenrinde (Morbus Cushing). Um solche Krankheiten zu erkennen, wird die Konzentration dieser Hormone im 24-Stunden-Urin untersucht (siehe Seite 29).
- Nicht zuletzt führen Fehlbildungen an der Hauptschlagader ebenfalls zu Bluthochdruck.

Alle diese Möglichkeiten sollte der Arzt zunächst ausschließen, bevor die Diagnose »primäre Hypertonie« gestellt werden kann.

Das sollte der Arzt untersuchen

Bei Verdacht auf einen chronisch zu hohen Blutdruck sollte der Arzt unbedingt folgende Untersuchungen veranlassen:

- Er sollte Sie nach Ihrer bisherigen Krankheitsgeschichte, Ihrer Lebenssituation und Problemen befragen, die Sie belasten.
- Danach folgt eine eingehende körperliche Untersuchung, wobei der Arzt mit seinem Stethoskop das Herz und bestimmte Blutgefäße abhört und mit den Fingern den Puls tastet und abzählt. Das lässt sich natürlich automatisieren – aber die Fingerspitzen des Arztes erfühlen auch die Pulsqualität, woraus er bereits Rückschlüsse auf die Qualität der Herzfunktion ziehen kann.
- Wichtig ist außerdem, dass der Arzt den Blutdruck an beiden Armen misst (siehe GU-Erfolgstipp Seite 18) und eine 24-Stunden-Blutdruckmessung veranlasst (siehe Seite 28).
- Die Nieren sollten mit Ultraschall untersucht werden.
- Nach einer Blutabnahme werden im Labor folgende Blutwerte bestimmt: Kreatinin (Nierenfunktion), Blutfette (Gesamtcholesterin, HDL, LDL), Triglyzeride, Schilddrüsenhormone, Renin und Aldosteron, Natrium, Kalium.
- Mit einer Ultraschalluntersuchung des Herzens (Echokardiographie) lässt sich feststellen, ob sich der Herzmuskel aufgrund des hohen Blutdrucks verdickt hat, sodass möglicherweise bereits eine Herzschwäche vorliegt. Außerdem kann der Arzt erkennen, ob die Herzklappen richtig schließen und ob Anzeichen für eine schlechte Durchblutung des Herzens vorhanden sind.
- Der Urin wird mit Teststäbchen auf Zucker und Eiweiß geprüft. Bei Verdacht auf Diabetes oder bei bereits bekannter erblicher Veranlagung dafür ist ein Zuckerbelastungstest vorzunehmen.
- Ein EKG wird in Ruhe und unter Belastung aufgezeichnet.
- Gegebenenfalls kann es nötig sein, die Nierenarterien mit einer speziellen Ultraschall-Methodik (Doppler-/Duplex-Sonographie) zu untersuchen, den Cortisolwert im Urin zu ermitteln beziehungsweise einen Stimulationstest der Nebennierenrinde zu veranlassen (ACTH-Test) oder über 24 Stunden Urin zu sammeln (für eine Überprüfung der Nebennierenhormone bei Verdacht auf eine Überfunktion des Nebennierenmarks).

WICHTIG

Ein Augenarzt sollte prüfen, ob der Augenhintergrund noch gut durchblutet ist. Dies ist der einzige Ort des Körpers, wo man die kleinen Arterien direkt sehen und Gefäßverengungen direkt erkennen kann. Und weil die Netzhaut eine Ausstülpung des Mittelhirns darstellt, lässt der Zustand der Arterien dort direkt auf die Situation im Gehirn schließen.

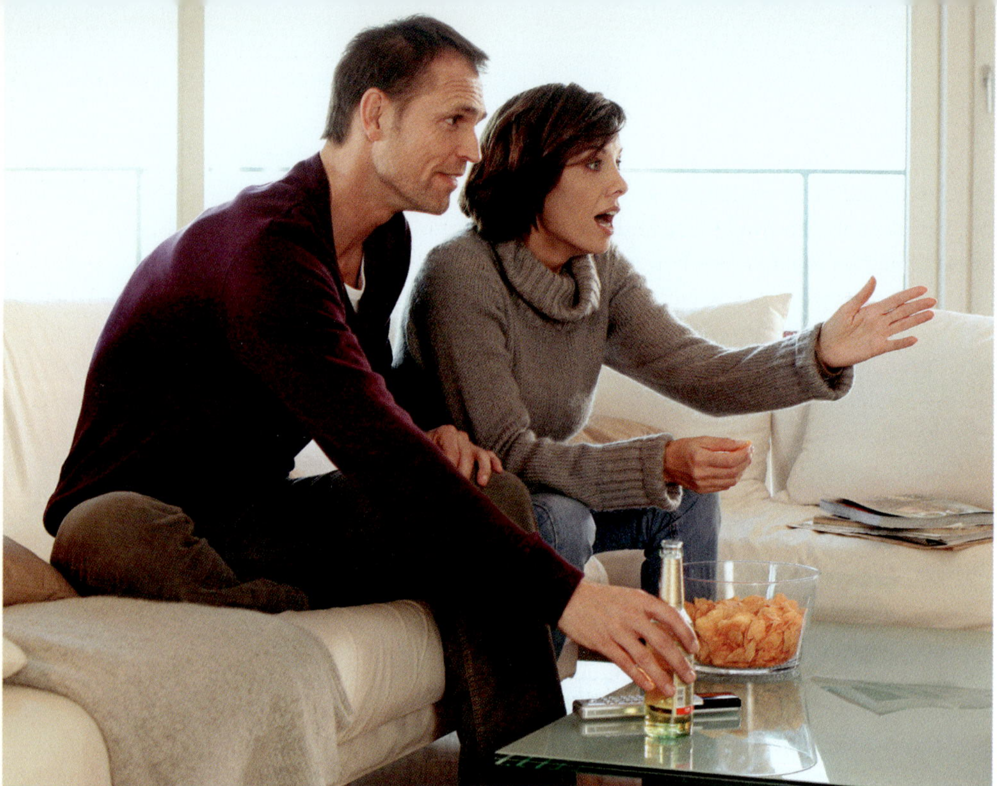

Wie die Lebensweise den Blutdruck erhöhen kann

Der moderne westliche Lebensstil begünstigt einen hohen Blutdruck. Eine besondere Rolle spielen dabei fünf Faktoren, die sich allesamt ungünstig auf den Blutdruck auswirken.

Bewegungsmangel

In den vergangenen hundert Jahren hat sich unser Leben in Bezug auf die Bewegung maßgeblich verändert. Dank Auto, Schnellzug und Flugzeug legen wir große Distanzen in atemberaubender Geschwindigkeit zurück, ohne uns zu bewegen. In Gebäuden ersetzen Rolltreppen und Aufzüge das Treppensteigen. Zum Arbeitsplatz und zum Einkaufen fahren wir ebenfalls mit öffentlichen Verkehrsmitteln oder mit dem Auto. Selbst in der Landwirtschaft ersetzen heute überwiegend Maschinen die körperliche Arbeit der Bauern. Das hat einerseits enorme Vorteile, denn Gelenke und Wirbelsäule verschleißen nicht mehr so schnell. Andererseits werden wir immer träger, was sich auf den ganzen Organismus auswirkt und Übergewicht produziert, zumal die Ernährung üppiger und nährstoffhaltiger ist denn je.

Übergewicht

Noch nie ging es uns so gut wie heute, was die Vielfalt und Reichhaltigkeit der Lebensmittel betrifft. In Kombination mit einem Mangel an Bewegung führt das dazu, dass sich vor allem in der Bauchhöhle Fett ablagert, weil der Körper die viele Energie, die er über die Nahrung bekommt, gar nicht verbraucht. Normalerweise wird Fett als Wärmehülle gebraucht und im Unterhautfettgewebe abgelagert. Solche Fettpölsterchen sind ebenso ungefährlich wie ein rundes Gesäß oder breite Hüften bei Frauen. Wenn sich Fettzellen (Adipozyten) jedoch in der Bauchhöhle ablagern, geschieht das aus purem Überfluss, weil der Körper über die Nahrung

TIPP: Messen Sie Ihren Bauchumfang

Der Bauchumfang lässt Rückschlüsse auf die Gefährdung für Herz-Kreislauf-Erkrankungen zu. Gemessen wird er auf halber Höhe zwischen Oberkante Beckenknochen und Unterkante Rippen (also eine Handbreit oberhalb des Bauchnabels). Stehen Sie dabei aufrecht und atmen Sie vorher aus. Bei Frauen sollte das Maßband nicht mehr als 88, bei Männern nicht mehr als 102 Zentimeter zeigen. Allerdings wird dieses Maß von etwa 50 Prozent der Bevölkerung überschritten. Doch wenn keine anderen Risikofaktoren hinzukommen, dürfen es auch ein paar Zentimeter mehr sein, ohne dass es bedenklich wird.

WUSSTEN SIE …

… dass von allen Landsäugern der Mensch mit durchschnittlich 20 Prozent den größten Fettanteil aufweist (bezogen auf das Körpergewicht)? Auch bei sehr schlanken Menschen liegt er über zehn Prozent – während er selbst beim schwergewichtigen Nilpferd nur zwei Prozent beträgt. Der Rest der Körpermasse sind Muskeln und Eiweißbestandteile.

GU-ERFOLGSTIPP
SO SCHMILZT DAS BAUCHFETT

Bauchfett bringen Sie am sichersten zum Schmelzen, wenn Sie mindestens einmal täglich richtig ins Schwitzen kommen. Ob morgens, mittags oder abends ist völlig egal und es spielt auch keine Rolle, ob Sie Treppen steigen oder eine Runde durch den Park joggen. Fett lässt sich nur über Eigenbewegung verbrennen, bei der kräftig Wärme erzeugt wird. Beim Fasten schmelzen die Fettpolster zwar auch, sie sind aber danach meist schnell wieder drauf.

(auch Alkohol) zu viele Triglyzeride aufgebaut hat und diese in Form von Fettzellen ablagert. Dafür nutzt er die Bauchhöhle. Dieses Bauchfett ist hochaktiv: Es bildet vermehrt Wachstums- und Lockstoffe für Entzündungszellen und aktiviert die Blutgerinnung. Grundsätzlich können das zwar alle Fettzellen, das Bauchfett ist diesbezüglich aber vierfach aktiver als anderes Fettgewebe. Gesteigerte Entzündungsbereitschaft und aktivierte Blutgerinnung sind jedoch genau der Stoff, aus dem Arteriosklerose gemacht wird: die gefürchtete Adernverkalkung, bei der Ablagerungen und Blutgerinnsel die Arterien verstopfen – Hauptursache für Herzinfarkt und Schlaganfall. Deshalb ist übermäßiges Bauchfett einer der wichtigsten Risikofaktoren für Herz-Kreislauf-Erkrankungen.

Stress und Rauchen

Starker Stress führt dazu, dass das sympathische Nervensystem, das die Aufmerksamkeit und Leistungsbereitschaft steigert, auf Hochtouren läuft. Dadurch wird die Spannung in den herzfern liegenden kleinen Arterien anhaltend erhöht, wodurch diese sich verengen und der Widerstand zunimmt: Der Blutdruck steigt, und zwar vor allem der untere Wert. Je höher aber diese Grundspannung ist, desto weniger schwingungsfähig ist der Blutdruck insgesamt, weil er ständig hochreguliert ist. Außerdem verursacht die hohe Spannung im sympathischen Nervensystem die Ausschüttung des Hormons Angiotensin, das vor allem die kleinen Blutgefäße engstellt – was den Blutdruck noch mehr erhöht.
Auch die Inhaltsstoffe des Tabakrauchs tragen zu einem hohen Blutdruck bei: Sie schädigen die Innenhaut in den Arterien und fördern so Arteriosklerose (siehe Seite 24).

Hoher Salzkonsum

Früher war Salz ein kostbarer Schatz, der äußerst sparsam verwendet wurde. Heute gehen wir verschwenderisch damit um. Nicht nur, weil Salz spottbillig geworden ist, sondern auch, weil Salz etwas mit Wachheit zu tun hat. Menschen mit niedrigem Blutdruck, die sich oft müde und schlapp fühlen, können mit einer Tasse heißer, salziger Brühe sofort ihren Blutdruck steigern und sich damit auf Touren bringen. Salz hat aber auch einen Einfluss auf die Eigenständigkeit. Eine Ziege beispielsweise ist ganz verrückt nach Salz – und gebärdet sich gern nervös und eigenbrötlerisch. Ganz anders eine Kuh, die mit relativ wenig Salz auskommt und am liebsten träge und wiederkäuend auf der Wiese liegt.

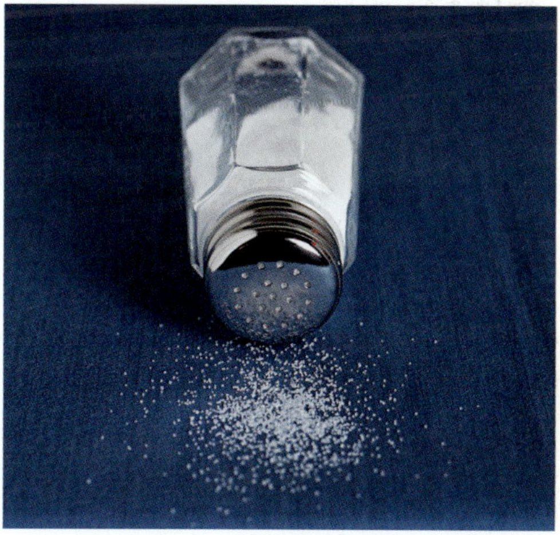

Salzreiche Kost hält das Wasser im Gewebe fest, anstatt es zum Strömen zu bringen – das treibt den Blutdruck in die Höhe.

Auch wenn es seltsam klingt: Je eigenständiger die Menschheit wurde, desto mehr Salz wurde verbraucht. Naturvölker, die noch stark mit dem Kosmos verbunden sind, konsumieren weniger als ein Gramm Salz pro Tag – und kennen keinen hohen Blutdruck. Westeuropäer dagegen verspeisen oft ohne Weiteres 15 Gramm Salz täglich (drei Teelöffel). Salzarme Kost mit maximal sechs Gramm Salz pro Tag schmeckt für die meisten unerträglich fade. Sie kann jedoch bei salzempfindlichen Menschen – das ist rund die Hälfte der Bluthochdruckpatienten! – dazu beitragen, den Blutdruck um bis zu 15 mmHg zu senken. Ob Sie dazugehören, können Sie ausprobieren, indem Sie für eine Weile salzarm essen (siehe Seite 83) und beobachten, ob der Blutdruck sinkt.

SIND ES TATSÄCHLICH ALLEIN DIE GENE?

Ende 2008 berichtete »Spiegel Online«, US-Forscher hätten herausgefunden, dass das Gen STK39 für hohen Blutdruck verantwortlich sei. Etwa jeder fünfte Europäer, so schätzen die Forscher, trage diese Genvariante. Tatsächlich ist bei vielen Hochdruckkranken eine genetische Komponente im Spiel, die jedoch nur ein Risiko, keine Ursache darstellt: niemand ist Opfer seiner Gene! Wenn nahe Verwandte von Ihnen an Bluthochdruck leiden, sind Sie selbst zwar gefährdeter dafür als andere. Das heißt aber nicht, dass Sie auch daran erkranken. Denn Sie können Ihr höheres Risiko durch eine entsprechende Lebensweise ausgleichen. Bei drei Viertel aller Hochdruckpatienten ist eine Mischung aus Bewegungsmangel und Übergewicht die Hauptursache. Und beim restlichen Viertel hat der hohe Blutdruck sehr viel mit Stress zu tun. An diesen Schrauben kann jeder drehen – auch Sie!

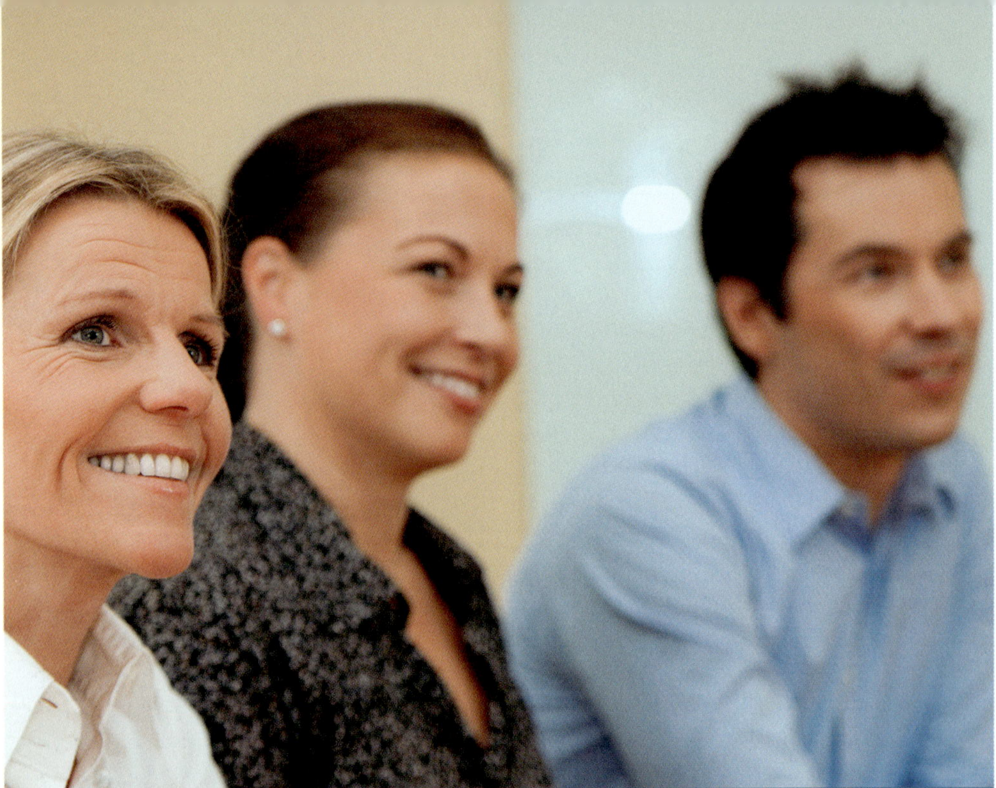

Wie die Konstitution den Blutdruck erhöhen kann

Jeder Mensch bringt bei seiner Geburt eine Reihe von Merkmalen mit auf die Welt: Stärken, Schwächen und Besonderheiten. So gibt es Menschen, die essen können, was sie wollen, und dennoch nicht dick werden. Und es gibt andere, die scheinbar schon vom Hinsehen zunehmen. Es gibt Menschen, die zur Nervosität neigen, sich über alles aufregen und sich jede Kleinigkeit zu Herzen nehmen. Und es gibt andere, die nichts erschüttern kann, die in der größten Hektik Gleichmut bewahren.

Solche Konstitutionsmerkmale – leiblicher als auch seelischer Natur – wirken sich maßgeblich darauf aus, ob und wie sich ein hoher Blutdruck entwickelt. Dementsprechend können Menschen mit hohem Blutdruck vor allem drei Gruppen zugeordnet werden: dem Stress-Typ, dem Bauch-Typ und dem Chaos-Typ. Damit soll gewiss niemand in eine Schublade gesteckt werden. Es geht lediglich darum, bestimmte Einseitigkeiten zu erkennen, um sie therapeutisch nutzen zu können. Die Konstitution ist immer nur eine Grundlage, die durch Faktoren wie Lebensweise und Lebensumstände ergänzt wird. Erst alles zusammen macht die Mischung, die den hohen Blutdruck entstehen lässt.

Der Stress-Typ

Schätzungsweise ein Fünftel der Hochdruckpatienten gehört zu diesem Typ. Es sind meist sehr schlanke Menschen, die alles, was sie anpacken, stets perfekt erledigen. Es sind Menschen, die gern Verantwortung übernehmen (oder aufgrund von Schicksalsschlägen übernehmen müssen), sich dabei aber oft zu viel zumuten, was dann an ihren Kräften zehrt. Sie sind dünnhäutig und nehmen sich jeden Streit zu Herzen. Andererseits sind sie sehr empfindsam, haben ein gutes Gespür für das Wesentliche und ein großes Einfühlungsvermögen. Sie haben ein hohes Mitteilungsbedürfnis und müssen jedes Gefühl genau beobachten, reflektieren und analysieren. Sie stellen ihr Licht gern unter den Scheffel und sind mit sich selbst selten zufrieden. Sie lassen sich leicht verunsichern und werden dann schnell nervös und fahrig. Zorn und Groll fressen sie gern in sich hinein, empfinden beides als Schwäche und persönliches Versagen. Viele kreisen mit ihren Gedanken ständig um Sorgen und Probleme, ohne einen Ausweg zu finden, aber auch ohne die Bereitschaft, sich helfen zu lassen.

Beispiel 1: Claudia M.

Claudia M. ist 54 Jahre alt, verwitwet und hat zwei erwachsene Töchter. Seit 20 Jahren arbeitet sie in einer großen Möbelfirma als Buchhalterin, eine Position, zu der sie sich als Ungelernte hochgearbeitet hat. Das Leben hat es ihr nicht immer leichtgemacht.

TIPP

Lernen Sie Ihre Konstitution kennen – es lohnt sich! Denn das Drei-Typen-Konzept ist sehr anpassungsfähig und wandelbar. Wenn Sie wissen, zu welchem Typ Sie gehören oder welcher bei Ihnen dominiert, können Sie sowohl Ihre Lebensweise als auch therapeutische Maßnahmen gezielt darauf abstimmen. Das senkt nicht nur den Blutdruck, sondern verhilft Ihnen auch zu mehr Spaß am Leben!

Ihr Mann starb an Krebs, als die beiden Töchter zehn und zwölf Jahre alt waren, und sie brachte die Familie allein durch. Mittlerweile sind die Kinder aus dem Haus.
Seit zwei Jahren hat Claudia M. einen neuen, noch jungen Chef, der ihre Arbeit mit Argusaugen beobachtet und ihr mindestens einmal in der Woche die Frage stellt, ob sie tatsächlich die richtige Beschäftigung habe. Kein Zweifel – er will sie loswerden. »Mobbing« nennt man so etwas. Einfach kündigen kann sie nicht: Aufgrund ihres fehlenden beruflichen Abschlusses dürfte sie anderswo kaum eine ähnlich qualifizierte Anstellung finden.

BEISPIELE AUS DER PRAXIS

In diesem und im nächsten Kapitel (siehe ab Seite 61) finden Sie verschiedene Patientenbeispiele, die das Konzept der drei Konstitutionstypen veranschaulichen. Die Fälle selbst sind authentisch, die Namen der Patienten wurden jedoch alle geändert.

Die Zermürbungstaktik zeigt Wirkung: Claudia M. kommt kaum mehr zur Ruhe, auch abends nicht, hat ausgeprägte Schlafstörungen. Obwohl sie spätestens um 22.30 Uhr ins Bett geht, findet sie erst gegen Mitternacht in den Schlaf. Um 3 Uhr wird sie wieder wach und hat das Gefühl, anschließend nicht mehr zu schlafen, bis frühmorgens der Wecker klingelt. Entsprechend unausgeruht kommt sie am Arbeitsplatz an, wo sie sich nur schlecht konzentrieren kann. Innerhalb weniger Wochen hat sie fast vier Kilo abgenommen, sie fühlt sich zittrig, fahrig, dünnhäutig und wird rasch kurzatmig. Ihr Herz schlägt sehr schnell – im Ruhezustand mit etwa 100 Schlägen pro Minute. Immer wieder hat sie – wie sie durch heimliches Messen herausfindet – am Schreibtisch Blutdruckwerte von 220/120 mmHg, auch ohne direkten Anlass, nicht nur nach Begegnungen mit dem neuen Chef. Dann schlägt ihr das Herz bis zum Hals, in den Ohren saust es, sie fühlt sich schwindelig und benommen, der Kopf dröhnt.
Claudia M. lässt sich krankschreiben. Trotzdem kommt sie nicht zur Ruhe. Täglich lässt der Chef bei ihr anrufen, um zu kontrollieren, ob sie nicht nur krankfeiert. Der Hausarzt verordnet ihr blutdrucksenkende Medikamente, die jedoch nicht ausreichend wirken. Die 24-Stunden-Messung zeigt: Tagsüber ist der Blutdruck oft normal oder mit Werten um 110/60 mmHg sogar eher zu niedrig. Dann schießt er plötzlich auf Werte um 220/120 mmHg hoch. Nur wenn sie schläft, pendelt er sich auf Normalniveau ein. Um schlafen zu können, nimmt Claudia M. mittlerweile Schlaftabletten, die sie morgens jedoch noch zerschlagener aufwachen lassen.

Claudia M. steckt in einem Teufelskreis, aus dem sie lange nicht herausfindet – bis sie endlich erfolgreich behandelt wird. Wie dieses Behandlungskonzept aussieht, erfahren Sie auf Seite 61.

Beispiel 2: Stefan B.

Stefan B. ist verheiratet und hat drei Kinder. Der 45-jährige Lehrer liebt seinen Beruf und fühlt sich wohl in der Schule, in der er unterrichtet. Seit Kurzem hat er zusätzlich zu seiner eigenen Klasse die Vertretung für einen erkrankten Kollegen und die Leitung der Lehrerkonferenz übernommen. Und er engagiert sich beim Um- und Neubau der Schule, der für viel Arbeit und Unruhe sorgt. Oft kommt Stefan B. erst zwischen 21 und 22 Uhr nach Hause.

Ein halbes Jahr hält dieser Zustand schon an – nicht ohne Folgen. Häufig wacht Stefan B. morgens mit Schwindelgefühlen auf, fühlt sich benommen und gar nicht richtig da. Er fröstelt leicht, neigt zu Durchfall, was seinem mageren Körper gar nicht guttut, und spürt während der langen Schultage nicht selten das Herz »stolpern«. Stefan B. möchte alle Aufgaben perfekt erledigen, Halbherzigkeit

---

FATALE KOMBINATION: HIGH DEMAND – LOW CONTROL

Die Beispiele von Claudia M. und Stefan B. zeigen, wie Zeit- und Arbeitsdruck mit einem Mangel an Gestaltungsfähigkeit eine unheilvolle Symbiose eingehen können. Einem Höchstmaß an Anforderungen (»high demand«) steht ein Mangel an Gestaltungs- und Einflussmöglichkeiten gegenüber (»low control«), gemischt mit Ohnmachtsgefühlen, Wut und Angst. Für diese Situation gibt es weitere Beispiele:

- Kurier- und Brummifahrer, die unter Zeitdruck stehen und für die jede rote Ampel und jeder Stau eine Katastrophe bedeutet.
- Büroangestellte, deren Chef ständig Überstunden verlangt, während zu Hause die Familie wartet.
- Alleinerziehende, die Beruf und Kindererziehung unter einen Hut bringen müssen.
- Manager, in deren Firma ein Stellenabbau auch auf Führungsebene droht.
- Wissenschaftlerinnen, die gegenüber ihren männlichen Konkurrenten benachteiligt werden.

Für sie alle gilt es, mit den Lebensaufgaben zurechtzukommen, ohne die Gesundheit aufs Spiel zu setzen.

DER EINFLUSS VON STRESS – DURCH STUDIEN BELEGT

Dass Stress einen hohen Blutdruck maßgeblich bedingen kann, haben zwei große Studien gezeigt: In der CARDIA-Studie wurde bei 3300 jungen Männern und Frauen 15 Jahre lang untersucht, ob und wie sich psychosozialer Stress auf den Blutdruck auswirkte. Fazit: Je größer Ungeduld und Zeitdruck, desto häufiger Bluthochdruck.

An der Whitehall-Studie nahmen 796 Männer zwischen 35 und 55 Jahren mit einem Durchschnittsgewicht von 78 Kilo teil. Die Studie ging der Frage nach, ob der Blutdruck in künstlich erzeugten Stresssituationen ansteigt und sich daraus ein erhöhtes Risiko für Bluthochdruck ableiten lässt. Die Antwort darauf war ein eindeutiges Ja.

ist nicht seine Sache. Doch er wird seinen hohen Ansprüchen in Unterricht, Konferenz und Bauleitung immer weniger gerecht. Auch zu Hause kann er die Erwartungen seiner ebenfalls berufstätigen Frau kaum noch erfüllen, und seine Kinder beklagen sich, dass sie ihren Papa kaum noch sehen. Stefan B. fühlt sich ausgebrannt und leer. Er lebt nicht mehr – er wird gelebt.

Als der Arzt den Blutdruck überprüft, finden sich wiederholt Werte um 180/95 mmHg, oft bewegen sie sich auch auf normalem Niveau. Die 24-Stunden-Messung jedoch zeigt: Der Blutdruck ist über längere Phasen zu hoch, es sind keine einzelnen Ausreißerwerte. Vor allem der untere Wert liegt häufig zwischen 95 und 100. Nur im Schlaf sinkt der Druck ab.

Die Signale sind deutlich: Stefan B. muss an seiner Lebenssituation etwas ändern. Wie es weitergeht, erfahren Sie auf Seite 62.

Der Bauch-Typ

Menschen des Bauch-Typs sind das pure Gegenteil des Stress-Typs: Sie haben einen eher zur Fülle neigenden Körperbau bis hin zu erheblichem Übergewicht, nicht selten gepaart mit Typ-2-Diabetes. Dadurch sind sie gern ein bisschen träge und schwerfällig bis phlegmatisch, aber eben auch überlegt, gemütlich, gesellig. Nichts kann sie so schnell aus der Bahn werfen, Stress jeder Art können sie gut abpuffern. Im Arbeits- und Familienleben sind sie der Fels in der Brandung: verlässlich, treu, immer da. Sie sind warmherzig, mitfühlend und empfindsam. Sport ist allerdings nicht ihr Ding, sie machen es sich lieber auf dem Sofa bequem. Für Sinnesfreuden haben sie dagegen viel übrig: Sie schätzen eine gute Küche und legen Wert darauf, dass es schmeckt.

Auch beim Bauch-Typ gibt es viele Varianten – je nachdem, wodurch das Übergewicht bedingt ist, wie befriedigend sich das berufliche und private Leben gestalten lässt und wie intensiv das Lebensgefühl ist. So kann selbst bei an sich dickfelligen Menschen anhaltender Stress dazu führen, dass sie dünnhäutig werden. Ihre Gefühle behalten sie dabei meist für sich und fressen Negatives in sich hinein. Hält der Zustand an, neigen Bauch-Typen zu Durchfall, zittern leicht und geraten rasch in Panik. Um wieder dickfelliger zu werden, futtern sich viele Kummerspeck an, was den Blutdruck weiter in die Höhe treibt. Das spüren jedoch die wenigsten, da Bauch-Typen Körpersignale kaum wahrnehmen. Die Seele hat es einfach schwer, den massigen Körper richtig zu durchdringen. Deshalb bewegt sich der Blutdruck oft über viele Jahre hinweg auf hohem Niveau, ohne dass etwas geschieht.

WICHTIG

Da fast drei Viertel aller Hypertoniker übergewichtig sind, kommt diesem Typ besondere Bedeutung zu. Vor allem wenn gleichzeitig ein Diabetes vorhanden ist, besteht ein hohes Risiko für Folgeerkrankungen wie Herzinfarkt, Schlaganfall, Nieren- und Nervenerkrankungen.

Beispiel 3: Henry J.

Henry J. ist 48 Jahre, geschieden, und hat zwei Kinder, die bei der Mutter leben. In seinem Beruf arbeitet der Kunsttherapeut mit großer Freude; Kollegen und Patienten schätzen ihn und seine Arbeit sehr. Seit der Scheidung vor drei Jahren lebt er in einer eigenen Wohnung. Das gemeinsame Haus hat seine Frau behalten, die dort mit einem neuen Mann und den Kindern lebt. Henry J. ist einsam geworden, seit er alleine wohnt. Dass seine Frau einen anderen Mann vorzog, hat ihn tief verletzt. Aber er war zu gutmütig und auch zu träge, als dass er um sie hätte kämpfen wollen. Seinen Kummer betäubt Henry J. mit gutem Essen. Die Folge: Innerhalb der vergangenen zwei Jahre hat er fast 20 Kilo zugenommen; bei einer Größe von 1,75 Metern wiegt er fast 100 Kilo. Alles an ihm ist gut gepolstert – selbst die Hände, die im Vergleich zu dem großen, massigen Körper fast patschig wirken. Auch Bewegung fehlt ihm. Hin und wieder ein Spaziergang, okay, aber kein

Sport! Er wird immer apathischer und langsamer, hat ein großes Schlafbedürfnis und kommt morgens nur mühsam aus den Federn. Er braucht lange, um richtig wach zu werden – anfangs fühlt er sich oft schwindelig und benommen. Nachmittags gegen 15 Uhr wird er zunehmend müde, auch wenn er in der Nacht davor zehn Stunden geschlafen hat. Selbst mit mehreren Tassen Kaffee lässt sich die Schläfrigkeit kaum kompensieren.

Der Hausarzt misst mehrfach sehr hohe Blutdruckwerte um 190/100 mmHg und verordnet Medikamente, die den Druck jedoch nicht senken können. Eine Langzeitmessung ergibt: Die Werte sind über den Tag hinweg konstant erhöht. Nur nach einem Spaziergang sinken sie etwas ab. Henry J. hat viel Bauchfett eingelagert und ein Glukosetoleranztest zeigt, dass die Blutzuckerwerte bereits erhöht sind: die erste Stufe von Typ-2-Diabetes.

Es muss also schnell etwas passieren, damit Bluthochdruck und Diabetes die Organe nicht schädigen. Wie das Behandlungskonzept für Henry J. aussieht, erfahren Sie auf Seite 75.

DAS METABOLISCHE SYNDROM

Wenn sich erhebliches Übergewicht und viel Bauchfett mit hohem Blutdruck, Diabetes, erhöhten Triglyzeriden und niedrigen HDL-Cholesterinwerten im Blut paaren, sprechen Ärzte von einem »metabolischen Syndrom«. Jeder einzelne dieser Faktoren ist ungesund und schon zwei oder drei genügen, um das Risiko für Herz-Kreislauf-Erkrankungen massiv zu erhöhen.

Beispiel 4: Ricarda S.

Ricarda S. ist 57 Jahre, Frührentnerin, verheiratet und hat zwei erwachsene Kinder. Ihr Leidensweg begann bereits vor Jahrzehnten, als sie nach der Geburt ihrer Zwillinge eine schwere Wochenbettdepression bekam. Von da an erhielt sie chemische »Seelentröster«. Später gesellten sich Verdauungsprobleme hinzu, ein »Reizdarmsyndrom«, wie der Arzt diagnostizierte. Mehrmals erhöhte er die Dosis der Antidepressiva, damit Ricarda S. wieder ein wenig Lebensmut schöpfen könnte. Trotzdem blieb sie apathisch und verrichtete ihre Arbeit meist nur mechanisch.

Durch die hochdosierten Antidepressiva hat Ricarda S. im Lauf der Jahre massiv zugenommen: von 68 auf 130 Kilo bei einer Größe von 1,65 Metern. Sie kann sich kaum noch bewegen. Nachdem der Arzt nun auch Diabetes und Bluthochdruck festgestellt hat, muss Ricarda S. täglich eine Handvoll Tabletten schlucken. Sie schämt sich ihrer Fülle, fühlt sich schuldig an ihrem Zustand. So schleppt sie sich mehr durch den Tag, als dass sie wirklich lebt, und verlässt kaum mehr die Wohnung.

Das Vertrauen in die ärztliche Kunst hat Ricarda S. längst verloren. Zu oft ist sie respektlos behandelt, als Simulantin beschimpft, nicht ernst genommen worden. Dennoch wagt sie einen letzten Versuch, als sie im Internet auf die Adresse des Gemeinschaftskrankenhauses Herdecke stößt. Was die Ärzte dort tun und wie es Ricarda S. danach geht, erfahren Sie auf Seite 76.

Der Chaos-Typ

Menschen, die zu diesem Typus gehören, haben den Rhythmus verloren – auf vielen Ebenen. Sie sind nicht in der Lage, ihrem Leben Struktur zu geben. Sie essen und schlafen unregelmäßig und führen generell ein sehr unstetes Leben. Sie sind leicht reizbar, unzufrieden und nörgelig, verfügen aber auch über die Gabe, mehrere Dinge gleichzeitig zu tun, ohne den Überblick zu verlieren. Kreativität ist ihre große Stärke, sie können aus allem etwas machen und werden ungeduldig, wenn andere ihrem Tempo nicht folgen können. Ihre Aktivität lässt sie kaum zur Ruhe kommen, sie sind auch nicht in der Lage, sich Ruhephasen zu schaffen. Ihre Lebenskerze brennt immer an beiden Enden gleichzeitig – und nicht selten kommt es zum »Burnout«, dem Gefühl des Ausgebranntseins, der Erschöpfung. Genauso unruhig und chaotisch verhält sich der Blutdruck: Mal ist er zu hoch, mal zu niedrig, vor allem, wenn wegen der hohen Einzelwerte blutdrucksenkende Medikamente eingenommen werden.

Beispiel 5: Manuela S.

Die 36-jährige Hausfrau ist verheiratet und hat drei Kinder im Alter von einem, drei und fünf Jahren. Sie ist von Natur aus sehr dünnhäutig und zart. Obwohl sie sehr intelligent ist und ihr alles leichtfällt, lässt sie sich schon von geringfügigen Schwierigkeiten verunsichern, wird rasch ungeduldig und ängstlich.

Als sie mit dem jüngsten Kind schwanger ist, macht sich das verstärkt bemerkbar: Jede Kleinigkeit geht ihr auf die Nerven. Bis in den fünften Monat hinein ist ihr morgens übel, das zehrt an ihren Reserven. Sie fühlt sich haltlos und von einer rätselhaften inneren Unruhe getrieben, obwohl es dafür keinen Anlass gibt und auch

WICHTIG
Wenn beim Chaos-Typ der Blutdruck hochgeht, dann aber richtig: Werte um 230/120 mmHg sind keine Seltenheit! Menschen dieses Typs neigen deshalb besonders zu den oft gefährlichen Hochdruckkrisen (siehe Seite 11).

privat alles in Butter ist: Sie hat einen fürsorglichen Mann, erfährt Hilfe im Haushalt, die beiden kleinen Kinder sind Wonneproppen und wohlgeraten. Sie versteht überhaupt nicht, was mit ihr los ist, und hofft darauf, dass nach der Geburt alles besser wird. Eine 24-Stunden-Messung des Blutdrucks zeigt: Jedes Mal, wenn die Unruhe besonders stark ist, schießt der Blutdruck in die Höhe. Sie überwacht die Werte deshalb engmaschig, um eine mögliche Schwangerschaftshypertonie (siehe Seite 27) rechtzeitig erkennen zu können. Das macht sie aber noch nervöser, weil sie Angst um sich und ihr Kind hat. Doch alles geht gut, auch die Geburt verläuft komplikationslos. Nur die Unruhe verschwindet nicht, sie wird eher schlimmer. Schon bei nichtigen Anlässen fließen Tränen. Wenn Manuela S. den Raum betritt, beginnt die Luft zu flirren. Ihre Unruhe überträgt sich auf das Kind, es lässt sich beim Stillen zu keiner Regelmäßigkeit bewegen. Manuela S. wird noch zappeliger, fühlt sich völlig überfordert und hat das Gefühl, gar nicht mehr zu schlafen. Sie nimmt stark ab: Vier Monate nach der Geburt wiegt sie bei 1,64 Meter Größe nur noch 47 Kilo.
Manuela S. ist sich selbst regelrecht fremd geworden. Sie hat Angst, weil sie nicht weiß, wie sie diesen Zustand beenden soll. Ihr Blutdruck schlägt weiterhin Kapriolen, mal ist er schwindelerregend hoch, mal normal. Selbst in Ruhe schlägt ihr Herz mit 90 bis 120 Schlägen unverhältnismäßig schnell. Schließlich findet Manuela S. aber ihre Mitte wieder. Wie – das erfahren Sie auf Seite 91.

Beispiel 6: Jochen B.

Der 55-jährige Flötist ist verheiratet, seine Ehe ist kinderlos geblieben. Seit einigen Jahren befindet er sich auf dem Höhepunkt seiner Künstlerkarriere: Nach einer langjährigen Durststrecke ist er mittlerweile ein gefragter Konzertflötist mit Auftritten in allen Kontinenten. Obwohl er viel unterwegs ist, fühlt er sich nicht gestresst – er liebt seinen Beruf und freut sich auf jeden Auftritt. Jochen B. ist ein blitzwacher Mensch, nichts entgeht seiner Aufmerksamkeit. Seine Frau, mit der er glücklich verheiratet ist, beobachtet indes, dass er phasenweise völlig erschöpft ist. Er selbst scheint das kaum zu bemerken, er lebt nur für seine Musik.

Seit Kurzem bekommt Jochen B. Schwindelanfälle, begleitet von einem eigenartigen Druckgefühl im Kopf und sehr hohen Blutdruckwerten um 230/120 mmHg, gefolgt von normalen Werten um 125/80 mmHg. Im vergangenen Jahr hat er fünf bis sechs Kilo zugenommen, zeigt einen kleinen Bauchansatz – nichts Besonderes in seinem Alter und noch lange kein Übergewicht. Mit dem Essen nimmt er es nicht so genau – er isst, wenn er Hunger hat, meistens auf die Schnelle irgendeine kalte Mahlzeit. Wann er das letzte Mal in Ruhe ausgiebig an einem schön gedeckten Tisch getafelt hat, weiß er schon gar nicht mehr.

Selten ist Jochen B. zu Hause bei seiner Frau. Wenn er auf Reisen ist, hechtet er immer nur von A nach B. Flugzeug, Taxi, Hotel, Konzertsaal – das sind seine Stationen. Es fehlt ein Rückzugsort, an dem er zur Ruhe kommen kann. Die Natur sieht er nur in Flugzeug, Bahn oder Auto an sich vorbeirauschen. Einen Spaziergang hat er schon lange nicht mehr gemacht. Sinnliche Eindrücke wie Schauen, Riechen, Schmecken, Tasten sind gegenüber dem Hören komplett in den Hintergrund getreten – die Musik absorbiert seine gesamte Aufmerksamkeit. Angesichts seines vollen Terminkalenders verliert er leicht den Überblick. Aufgrund der vielen Reisen und Zeitverschiebungen schläft er schlecht und unregelmäßig. Doch wenn er einmal einen Auftritt zugesagt hat, fühlt er sich verpflichtet, ihn auch einzuhalten. Bisher hat ihm das kreative Chaos keine Probleme gemacht, er hatte sogar Freude daran und fühlte sich wohl dabei. In letzter Zeit aber merkt er, dass es ihm immer häufiger zu viel wird.

Der Hausarzt verschreibt einen blutdrucksenkenden Betablocker. Damit sinkt der Blutdruck zwar ab, doch die Schwindelanfälle bleiben, vereinzelt spürt Jochen B. auch Herzklopfen vor dem Einschlafen. Vor allem beeinträchtigt das Medikament seine Potenz, was ihn sehr verunsichert. Sein Selbstbild ist ins Wanken gekommen. Er weiß nicht mehr, wer er ist – das macht ihm zunehmend Angst und lässt seinen Blutdruck ansteigen.

Jochen B. weiß: Es muss sich etwas ändern – aber ohne dass die Karriere gefährdet wird. Wie er es geschafft hat, mehr Ruhe in sein Leben zu bringen, lesen Sie auf Seite 92.

IN DER RUHE LIEGT DIE KRAFT

Diese alte Weisheit gilt besonders für Menschen, die viel unterwegs sind. Ihr Körper braucht umso dringender regelmäßig wiederkehrende Inseln der Ruhe und Entspannung, um sich zu regenerieren.

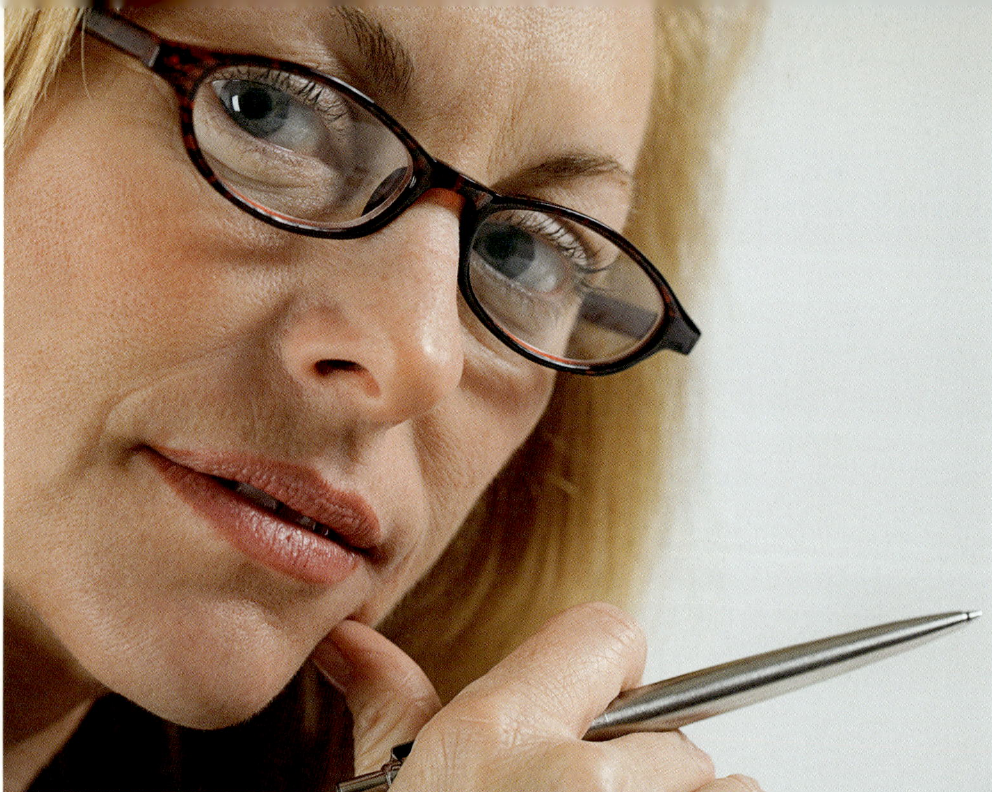

So ermitteln Sie Ihren Typ

Stress-, Bauch- oder Chaos-Typ – welcher trifft am ehesten auf Sie zu? Das gilt es herauszufinden, damit Sie Ihren Bluthochdruck Ihrem Typ entsprechend behandeln können. Der nachfolgende Test hilft Ihnen dabei. Bitte schummeln Sie nicht. Lassen Sie sich nicht zu falschen Angaben verleiten, um zu verhindern, dass Ihr Testergebnis auf einen bestimmten Typ hinausläuft. Jede der drei Konstitutionen hat sowohl liebenswerte Seiten als auch Schwächen. Seien Sie also ehrlich mit sich selbst und stehen Sie zu sich!

Test: Zu welchem Typ gehören Sie?

Gehen Sie die nachfolgenden Aussagen bitte zweimal durch und kreuzen Sie an, was auf Sie zutrifft.

1. Durchgang: Welche Aussagen treffen grundsätzlich auf Sie zu, was kennen Sie womöglich schon seit Ihrer Jugend? Zählen Sie zusammen, wie oft Sie mit A, B oder C antworten. Auf Seite 51 können Sie Ihre Grundkonstitution ablesen: Je nach Häufigkeit der Antworten gehören Sie zum Stress-, Bauch- oder Chaos-Typ.

2. Durchgang: Welche Aussagen sind vor allem für die vergangenen Monate besonders zutreffend? Stellen Sie daraus Ihre persönlichen »Top 5« zusammen, also die fünf Aussagen, die derzeit Ihren Alltag am stärksten prägen.

Befinden	Antwort
Von meinem Bluthochdruck spüre ich rein gar nichts.	B
Ich spüre meinen hohen Blutdruck mit Herzklopfen oder mit einem Klopfen im Hals.	A
Ich spüre genau, was in meinem Körper vor sich geht.	A
Ich habe schon x-mal den Arzt gewechselt. Aber bevor der hohe Blutdruck erkannt wurde, hat mich keiner ernst genommen.	C
Mein Herzklopfen ängstigt mich.	A
Ich schlafe wie ein Murmeltier.	B
Immer zur gleichen Zeit schlafen gehen – das ist nichts für mich.	C
Ich schlafe schlecht ein, weil mir noch tausend Dinge durch den Kopf gehen.	A
Ich brauche wenig Schlaf.	C
Schlafen kann ich überall – sogar im Sitzen.	B
Ich wache nachts oft auf, vor allem nach 2 Uhr.	A
Manchmal komme ich morgens kaum aus dem Bett.	B

TIPP

Bei der Auswertung des ersten Durchgangs sollten Sie nicht auf einzelne Aussagen achten, denn aus diesen lässt sich noch kein Typ ableiten. Hier zählt nur die Gesamtgewichtung.
Im zweiten Durchgang dagegen kommt es auf die jeweiligen Einzelaussagen an, die Ihnen ergänzende Hinweise liefern können.

TIPP
Es lohnt sich, bei diesem Test ehrlich zu sein und sich nicht von Wunschdenken leiten zu lassen! Denn umso besser können Sie anschließend ein individuell passendes Therapieprogramm zusammenstellen. Und umso wohler fühlen Sie sich in Ihrer Haut!

Bei Stress bekomme ich leicht Kopfschmerzen. .... A
Ich habe schon seit Jahren Migräne. C
Ich neige zu Durchfall. .... A
Von geregelter Verdauung kann bei mir keine Rede sein – mal habe ich Durchfall, mal Verstopfung. C
Ich habe häufig kalte Füße und Hände. .... A
Ich schwitze schnell. .... B
Im Bett ersetze ich meiner Partnerin/meinem Partner die Wärmflasche – ich bin immer warm. .... B
Ich schäme mich, dass ich so dick bin. .... B
Wenn ich versuche, Diät zu halten, fühle ich mich total unwohl. .... B
Das Leben erscheint mir oft recht perspektivlos. C
Ich habe Angst vor der Zukunft, obwohl es mir und der ganzen Familie gut geht. C
Ich weiß gar nicht mehr, was das Leben eigentlich für einen Sinn hat. .... B
Die anderen machen sich ständig Sorgen um mich – das geht mir auf die Nerven. C

Blutdruck

Mein Blutdruck ist nur hoch, wenn ich mich aufrege, anstrenge oder streite. Danach ist er wieder normal. .... A
Mein Blutdruck ist erst zu hoch, seit ich so viel zugenommen habe. .... B
Meinen Blutdruck habe ich bisher nie gemessen. Wozu auch? C
Beim Arzt ist der Blutdruck normal, aber wenn ich zu Hause selbst messe, ist er oft zu hoch – oder umgekehrt. .... A
Wenn man ständig den Blutdruck misst, macht man sich nur verrückt. .... B

Mein Blutdruck schwankt sehr stark – das ist mir unerklärlich. C

Bei mir ist vor allem der untere Wert erhöht, selten liegt er unter 90. Dann bekomme ich Angst und messe nochmals. Meist sind die Werte dann noch höher und der Puls über 100. .... A

Ich bin die Ruhe selbst – also kann der Blutdruck auch nicht hoch sein. .... B

Mein Blutdruck geht doch immer wieder runter – wieso soll ich dann Tabletten nehmen? C

Essen und trinken

Ich koche und esse für mein Leben gern. .... B

Mir ist es egal, ob ich Fastfood oder Delikatessen esse. Der Geschmack ist nicht so wichtig. C

All die vielen Kochshows im Fernsehen – warum wird um das Essen so viel Aufhebens gemacht? C

Essen bedeutet mir nicht viel. .... A

Oft vergesse ich das Essen. C

Ich bin ein Frühstücksmuffel. Vor 10 Uhr kann ich schlecht essen. .... A

Zum späten Frühstück esse ich am liebsten etwas Warmes. .... A

Ich brauche täglich mehrere Tassen Kaffee, am liebsten Espresso, stark und schwarz. C

Kaffee bekommt mir nicht gut, ganz egal, ob Espresso, Latte macchiato oder normaler Bohnenkaffee. .... A

Kakao mit Sahne wärmt mich wunderbar auf. .... A

Ich schätze guten Wein. C

Ich trinke gern mal ein Glas über den Durst. .... B

Nichts geht über eine richtig schöne Haxe mit Knödel. .... B

Das Mittagessen muss bei mir immer schnell gehen. .... A

Essen gehen? Wann soll ich das denn noch machen?
Ich kann es sowieso kaum genießen. C
Ich muss zwischendurch immer etwas schnabulieren. ... B
Ich liebe Schokolade und Kuchen. .... A
Kuchen schmeckt nur mit Sahne. .... B
Schon meine Mutter sagte, ich esse wie ein Vögelchen – immer nur kleine Häppchen. C
Unter Stress nehme ich eher ab als zu. .... A
Wenn ich Stress habe, muss ich etwas essen. .... B
Wenn ich aufgeregt bin, kann ich nichts essen. .... A
Wenn ich Kummer habe, brauche ich was Süßes. .... B
Viele Lebensmittel vertrage ich nicht gut. C
Mollige Menschen sind fröhlicher. .... B
Heutzutage sind so viele Lebensmittel von der Umwelt belastet, da muss ich schon sehr genau aufpassen, dass ich nicht das Falsche esse. C
Früher konnte ich ein paar Kilo mehr leicht abspecken; mit zunehmendem Alter geht das nicht mehr. .... B
Ich habe schon unzählige Diäten ausprobiert – genützt hat keine. .... B

Verhaltensweisen und Gewohnheiten

Ich kann nicht gut stillsitzen. .... A
Ich kann nicht gut abschalten. C
Wenn andere nervös werden, bleibe ich ruhig. .... B
Ich kann nicht gut Ordnung halten. C
Ich bin gern faul. .... B
Ich liebe das kreative Chaos. C
Ich kann schlecht nein sagen. .... A
Ich kann gut improvisieren. C
Ich kann prima organisieren. .... A
Organisieren und Delegieren fällt mir schwer. C

Ich kümmere mich gern um alles, was um mich herum geschieht. C
Die anderen meinen immer, sie könnten alles mit mir machen – aber ich bin auch nicht unbegrenzt belastbar. .... B
Auf meinem Schreibtisch finde nur ich mich zurecht. C
Mein Tag ist gut durchgeplant, aber trotzdem kommt immer etwas dazwischen. .... A
Ich komme oft zu spät. C
Wenn ich frei habe, tue ich am liebsten eines: nichts. ... B
Ich habe oft zu gar nichts Lust und verkrieche mich am liebsten zu Hause. .... B
Abends frage ich mich oft, warum ich das, was ich vorhatte, wieder nicht geschafft habe. C
Wann ich ins Bett gehe, ist mir egal. Meistens wird es spät. C
Sport gucke ich am liebsten im Fernsehen. Selbermachen? Bloß nicht! .... B
Sport ist Mord. .... B
Ich bin gern unterwegs. C
Treppensteigen mag ich nicht, da komme ich immer so außer Puste. .... B
Ich nehme für alle Besorgungen gern das Auto – wozu haben wir es denn? .... B
Ich will auch in den Ferien aktiv sein – nur am Strand rumliegen oder abhängen, das ist nichts für mich. ...... A
Ich lege großen Wert auf meine Hobbys und meinen Verein. .... B
Am wohlsten fühle ich mich, wenn ich meine Familie und meine Freunde um mich habe. .... B
Streiten liegt mir nicht. Vieles geht mir noch stundenlang nach, ich komme dann kaum davon los. .... A

DIE SUMME MACHT'S

Meist kommen viele verschiedene Einflüsse zusammen, wenn der Blutdruck kontinuierlich zu hoch bleibt. Das Gute daran: Schon wenn man an einer Stelle ansetzt, wird die Wirkung spürbar!

Ich bin zwar ziemlich »pfundig«, aber trotzdem auch dünnhäutig. .... B

Ich spüre jede Unstimmigkeit. .... A

Wenn mir jemand misstrauisch begegnet, merke ich das sofort. .... A

Ich nehme mir Kritik sehr zu Herzen. .... A

Wenn ich mich ärgere, halte ich lieber den Mund. Ich kann doch eh nichts machen. .... A

Ich sehe alles, behalte es aber lieber für mich. .... B

Wenn andere sich über meine runden Formen lustig machen, kränkt mich das, aber ich lasse es mir nicht anmerken. .... B

Probleme mache ich am liebsten mit mir selbst aus. .... A

Reden ist nicht mein Ding, ich bin eher maulfaul. .... B

Ich hätte viel zu erzählen, aber keiner hört mir zu. ...... A

Über Gefühle kann ich nicht gut sprechen und die meisten verstehen sowieso nicht, was ich meine. .... A

Ich hasse Mitleid. .... A

Pedanterie kann ich nicht leiden. C

So richtig zu Hause bin ich nirgendwo. C

Beruf und Partnerschaft

Im Beruf muss ich machen, was mein Chef vorgibt. ...... A

Mein Chef duldet keinen Widerspruch. .... A

Ich bin kein guter Chef. C

Es liegt mir nicht, im Berufsleben meine Ellenbogen zu benutzen. .... A

Ich muss für die Kollegen immer die Kohlen aus dem Feuer holen. .... B

Mir wird oft alles zu viel. C

Teamarbeit würde mir liegen, aber bei uns herrscht Hauen und Stechen. Jeder gegen jeden. .... A

Meine Kollegen schätzen meine Zuverlässigkeit. .... B

Wenn es in der Arbeit Probleme gibt, bekomme ich sofort die Panik. C
Ich lege Wert auf Unabhängigkeit. C
Ich habe niemandem, mit dem ich über meine Probleme reden könnte. .... A
Mein Partner/meine Partnerin sagt oft: Stell dich doch nicht so an. C
In der Partnerschaft gilt für mich: Der Klügere gibt nach. .. C
Mein Partner/meine Partnerin ist sehr autoritär und lässt keine andere Meinung gelten als die eigene. ...... A
Streit mit meinem Partner/meiner Partnerin kann ich nicht gut vertragen. Ich brauche Harmonie. C
Seit mein Partner/meine Partnerin mich verlassen hat, habe ich ständig zugenommen. Dabei esse ich nicht mehr als sonst. .... B
Bei uns zu Hause hat mein Partner/meine Partnerin die Hosen an. Gemacht wird, was er/sie sagt. .... A
Treue und Zuverlässigkeit in der Partnerschaft sind für mich wichtig. .... B

Auswertung

Ergebnis erster Durchgang

A	Stress-Typ	Anzahl der Antworten _______
B	Bauch-Typ	Anzahl der Antworten _______
C	Chaos-Typ	Anzahl der Antworten _______

Ergebnis zweiter Durchgang

Meine »Top 5« aus den letzten zwei Monaten:

1. ....
2. ....
3. ....
4. ....
5. ....

TIPP

Nach dem ersten Testdurchgang stellen Sie sich Ihr persönliches Programm für den jeweiligen Typ (siehe nächstes Kapitel) zusammen. Nach dem zweiten Durchgang können Sie je nach Typ aus den Bereichen (Befinden, Blutdruck, Essen und Trinken, Verhaltensweisen, Beruf und Partnerschaft) noch einzelne derzeit aktuelle Programmbausteine hinzufügen. Diese können bei gleichbleibender Konstitution immer wieder wechseln.

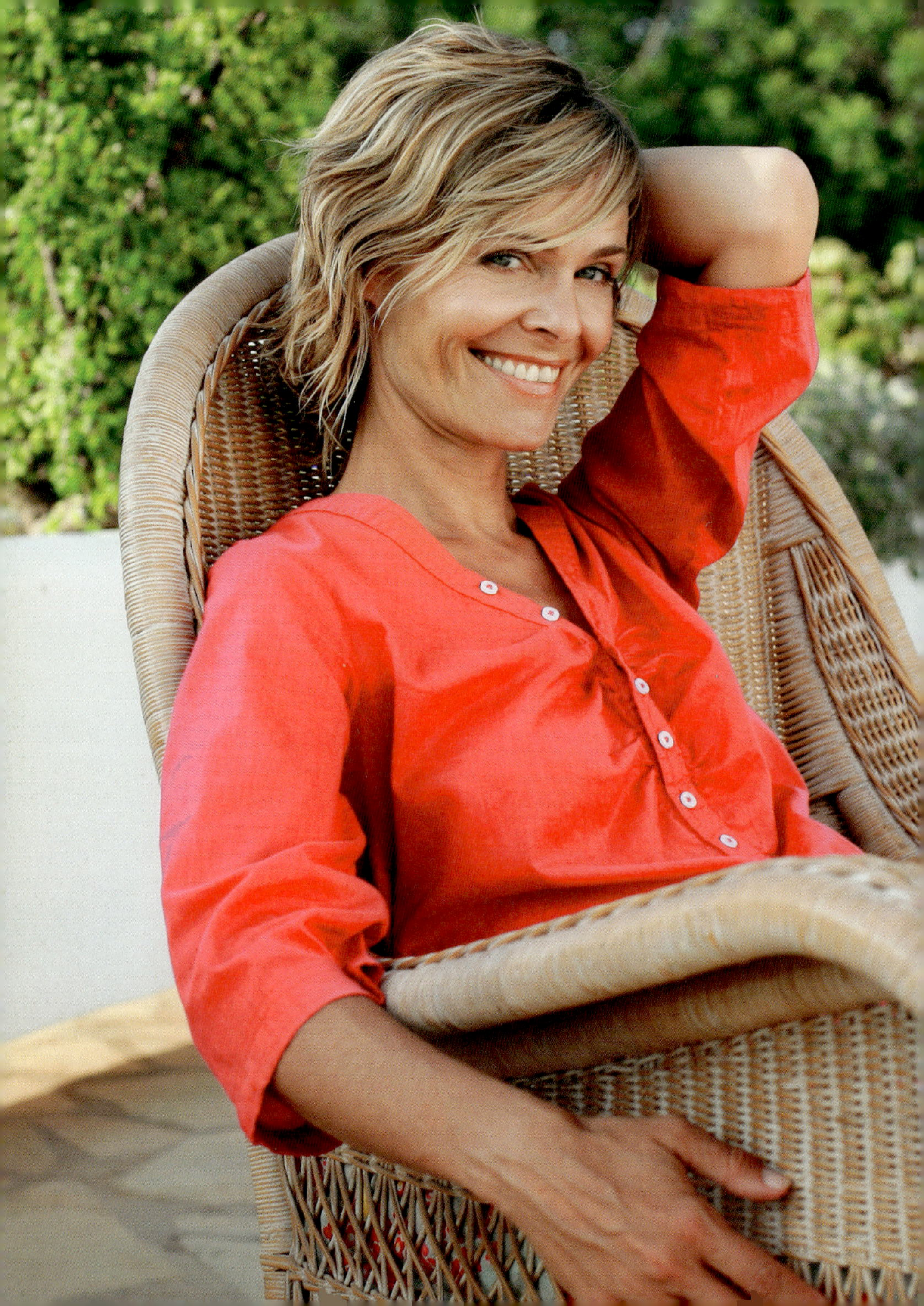

TYPENORIENTIERT HANDELN

Jeder der drei Grundtypen braucht ein auf seine Stärken und Schwächen abgestimmtes Therapieprogramm. Das können Sie sich ohne Weiteres selbst zusammenstellen.

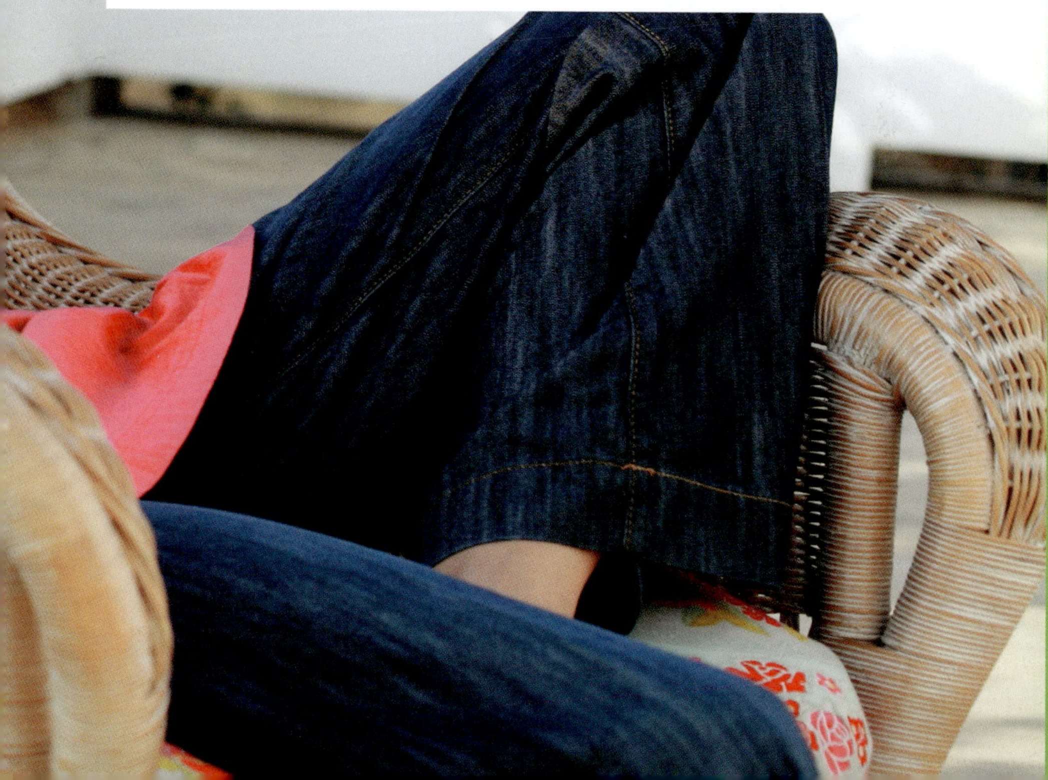

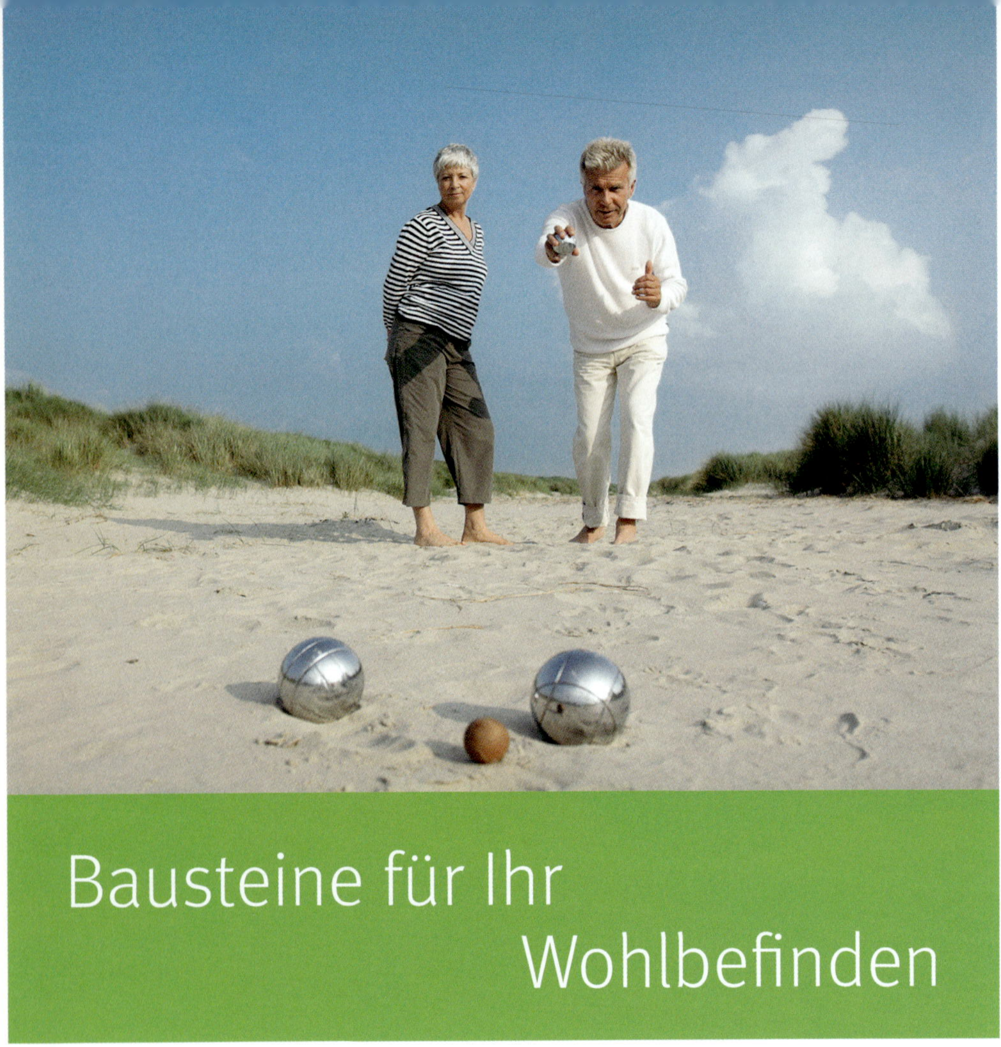

Bausteine für Ihr Wohlbefinden

Das typenorientierte Handlungsprogramm, das Sie in diesem Kapitel kennenlernen werden, ist darauf angelegt, Ihnen nicht nur zu einem normalen Blutdruck, sondern auch zu mehr Lebensfreude und Wohlbefinden zu verhelfen. Denn je mehr Freude Sie daran haben, Ihrem hohen Blutdruck entgegenzusteuern, desto besser wird es Ihnen gelingen. Und je mehr Sie spüren, dass Sie sich damit rundum wohler fühlen, desto leichter wird es Ihnen fallen, das eine oder andere in Ihrem Alltag zu verändern.

Lassen Sie sich motivieren!

Das Tolle an diesem Programm: Es macht Spaß! Sie müssen weder auf die Torte zum Kaffee noch auf den Sonntagsbraten verzichten. Und wenn Sie keine Lust haben, ins Fitness-Studio zu gehen oder morgens zu joggen, haben wir dafür volles Verständnis! Stattdessen können Sie sich aus einem bunten Strauß möglicher Maßnahmen diejenigen heraussuchen, die Ihrem Typ entsprechen und die sich in Ihrem Alltag gut verwirklichen lassen.

Wir wollen Ihnen keine Angst machen oder drohen, dass Sie krank werden oder gar früher sterben müssen, wenn Sie diese Vorschläge nicht befolgen. Wir wollen auch keine Risikoanalyse auf der Basis von statistischen Zahlenspielereien betreiben. Denn Motivation entsteht nicht, indem Sie sich mit potenziellen Zukunftsrisiken beschäftigen. Die meisten Menschen essen nicht anders und bewegen sich nicht mehr, nur damit sie in zehn Jahren ein geringeres Risiko für einen Herzinfarkt oder Schlaganfall haben. Sie tun dies aber sofort und mit Freuden, wenn sie spüren, dass ihnen solche Lebensveränderungen schon innerhalb weniger Wochen zu mehr Spannkraft und Lebensfreude verhelfen. In diesem Sinne wollen wir Sie motivieren und Ihnen helfen, den Blick auf sich selbst zu richten: auf den Einzelfall, der in keiner

JEDER ZWEITE LÄSST DIE PILLEN LINKS LIEGEN

Etwa jeder zweite Hochdruckpatient nimmt die vom Arzt verordneten blutdrucksenkenden Medikamente nicht wie vorgeschrieben ein; das zeigen Studien immer wieder. Manche vergessen einfach, die Tablette zu schlucken, weil akut kein Leidensdruck besteht. Den meisten jedoch machen Nebenwirkungen so zu schaffen, dass sie die Tabletten lieber wieder weglassen oder anders als vorgeschrieben einnehmen. Warum? Weil Ärzte die Konstitution und Lebenssituation bei der Auswahl der Medikamente kaum berücksichtigen und meist auch nicht wissen, worauf dabei zu achten ist. Sie folgen relativ stur den Empfehlungen der Fachgesellschaften. Dass es jedoch auch anders geht und wie die Leitlinien trotzdem berücksichtigt werden können, lesen Sie ab Seite 107.

Statistik erscheint, auf den es aber ankommt, wenn es um die richtige und wirksame Therapie geht. Wir wollen Sie ermutigen herauszufinden, aufgrund welcher Anlagen und in welchen Situationen Ihr Blutdruck in die Höhe geht. Und wir wollen Ihnen Kriterien an die Hand geben, mit denen Sie erkennen können, was sich an Ihrem Leben verändern lässt, damit es Ihnen gut geht. Ganz nebenbei führt das auch dazu, dass sich die Risiken für Herz-Kreislauf-Erkrankungen verringern.

Häufig orientiert sich die Therapie des hohen Blutdrucks an den gemessenen Werten. Diese sind aber immer nur eine Momentaufnahme (abgesehen von der 24-Stunden-Messung, siehe Seite 28). Außerdem kann der Blutdruck aus ganz verschiedenen Gründen hoch sein. Bei einem Bauch-Typ sind dafür andere Ursachen ausschlaggebend als bei einem Stress-Typ – was sich auch auf die Behandlung auswirkt. Das heißt, die Therapie des hohen Blutdrucks muss in jedem Fall auch die individuelle Konstitution berücksichtigen, nicht nur den Messwert.

Handeln ist wichtiger, als behandelt zu werden

Hoher Blutdruck ist kein Schicksal, das aus heiterem Himmel kommt, sondern immer Folge einer Kombination aus Konstitution und Lebensstil. Deshalb muss die Therapie auch hier ansetzen – und der wichtigste Akteur dabei sind Sie selbst. Nur Sie können diese beiden Faktoren beeinflussen: Einseitigkeiten, die der jeweilige Typus mit sich bringt, können Sie ohne Weiteres ausgleichen. Und eine Lebensweise, die hohen Blutdruck fördert, können Sie so verändern, dass der Körper keinen Grund mehr hat, den Blutdruck in die Höhe zu treiben.

Deshalb ist bei der Therapie des hohen Blutdrucks vor allem eines gefordert: Ihr Handeln. Wenn Sie an Ihrer Lebensweise nichts ändern, sondern lediglich darauf vertrauen, dass die

STATISTIK – NUR EINE RICHTGRÖSSE

Es gibt diverse Berechnungen, um wie viel das Risiko für Herz-Kreislauf-Erkrankungen abnimmt, wenn bestimmte Risikofaktoren minimiert werden. Doch auch wenn Sie noch so viel tun, ein Restrisiko bleibt immer, selbst wenn Sie alle Risikofaktoren ausschalten. Statistiken sind nur pauschale Hinweise, die für den Einzelfall nicht unbedingt gelten. Sie können aber eine Orientierung geben, welche Maßnahmen sinnvoll sind.

Tabletten wirken, ändert sich gar nichts an den Ursachen, die den Blutdruck haben ansteigen lassen. Langfristig können Sie dem hohen Blutdruck nur durch Ihr eigenes Handeln die Grundlage entziehen.

Das Entscheidende ist, dass Sie Freude daran haben, aktiv zu werden. Dass Sie nicht einfach Anweisungen des Arztes befolgen wie ein fügsamer Schüler. Sondern dass Sie verstehen und mittragen, warum sich etwas an Ihrem Leben verändern soll und wie.

Weil der Blutdruck an der Schnittstelle zwischen Seele und Körper entsteht, muss jede Behandlung beide Bereiche gleichermaßen umfassen. Das heißt, es gilt immer wieder ein Gleichgewicht herzustellen zwischen den Polaritäten des Lebens. Gesundheit ist nicht die Abwesenheit von Krankheit, sondern bedeutet, tagtäglich aufs Neue die Mitte zu finden im aktiven Schwingen zwischen Aktivität und Ruhe, Wachen und Schlafen, Arbeiten und Entspannen, Außen und Innen, Abbau und Aufbau. Dieses Gleichgewicht ist hochgradig individuell. Nur Sie selbst können herausfinden, was Sie brauchen, um diese Balance zu erreichen – und genau dafür haben wir dieses Programm zusammengestellt. Sie können es maßgeschneidert so kombinieren, dass es Ihren individuellen Bedürfnissen am besten entspricht. Es ist ein modulares System, aus dem Sie sich den wechselnden Lebensverhältnissen angepasst bedienen können. Deshalb ist es so universell und in jedem Lebensalter einsetzbar.

AUF SIE KOMMT ES AM MEISTEN AN!
Selbstverständlich können Tabletten den Blutdruck senken. Aber wirkungsvoller und vor allem nebenwirkungsärmer können Sie das selbst tun. Das Tolle daran: Sie werden Ihr Leben viel mehr genießen können!

Ein maßgeschneidertes Programm

Unser typenorientiertes Handlungsprogramm nimmt Rücksicht auf Ihre Möglichkeiten und Fähigkeiten und passt sich jedem Typ in jeder Lebenssituation an. Denn ein hoher Blutdruck zeigt ja nur, dass Sie irgendwo eine Schwäche haben, die es auszugleichen gilt. Gelingt das, hat der Körper keinen Grund mehr, den Blutdruck hochzutreiben – mit dem angenehmen Nebeneffekt, dass Sie sich generell besser fühlen, mehr Spannkraft haben, mehr Lebensfreude – und so auch langfristig gesünder bleiben. In diesem Zusammenhang haben auch Medikamente ihren Platz. Diese sollten aber ebenfalls nicht schematisch auf der Grundlage abstrakter

TIPP: So stellen Sie sich Ihr eigenes Programm zusammen

- Suchen Sie sich die Maßnahmen heraus, die Ihrem Konstitutionstyp und Ihrer aktuellen Lebenssituation entsprechen, und notieren Sie alle auf einem Blatt Papier. Eine Orientierungshilfe bieten Ihnen auch die Basisprogramme im Folder.
- Wählen Sie frei nach Ihren Vorlieben – also nicht aus Angst vor etwas, sondern aus Freude an etwas.
- Bleiben Sie realistisch und überfordern Sie sich nicht. Versuchen Sie nicht alles zugleich zu ändern, sonst ist der Misserfolg vorprogrammiert.
- Sortieren Sie: Was wollen Sie dauerhaft tun – täglich oder an bestimmten Wochentagen? Und was nehmen Sie sich für eine begrenzte Zeit vor – in den nächsten drei oder sechs Monaten?
- Prüfen Sie immer wieder neu, was Sie gerade brauchen und welche Maßnahmen zu Ihnen passen. Sie können die Bausteine jeweils passend kombinieren.

Studienergebnisse verordnet werden, sondern konkret den individuellen Bedürfnissen entsprechen (siehe Seite 107).
Das gesamte Programm beruht auf variabel einsetzbaren Maßnahmen zu den wichtigsten Faktoren, die den Blutdruck beeinflussen: Alltagsgestaltung, Bewegung, Ernährung, Körperpflege und seelisches Gleichgewicht. Diese »Bausteine« können Sie Ihren Bedürfnissen entsprechend untereinander kombinieren. Dabei geht es in erster Linie darum, die Schwingungsfähigkeit des Blutdrucks wiederherzustellen, ein ausgeglichenes Verhältnis von Ruhe und Aktivität zu erreichen, Gegensätze auszugleichen und die Lebensgestaltung zu harmonisieren. Ebenso geht es darum, sich gesund und schmackhaft zu ernähren, den Alltag rhythmisch zu gestalten, Körpersignale zu erkennen, auf die innere Stimme zu hören, kreativ zu sein und selbstverantwortlich zu handeln.

Und wenn Sie zu keinem Typ passen?

Es kann sein, dass unser Test (siehe Seite 45) **kein** eindeutiges Ergebnis erbracht hat und Sie sich keinem der drei Typen eindeutig zuordnen können. Auch dann können Sie unser Programm nutzbringend anwenden.

- Überlegen Sie: Welche Merkmale haben Ihr bisheriges Leben am meisten geprägt? Welchem der drei Typen entsprechen Sie am ehesten? Das ist Ihr Grundtypus.
- Welche Situation liegt zudem aktuell seit einigen Wochen oder Monaten vor und beeinflusst Ihr Leben nachhaltig?

Auf dieser Grundlage können Sie Ihrem Grundtypus entsprechend langfristige Maßnahmen aussuchen, die Sie das kommende Jahr hinweg regelmäßig befolgen und die zur Gewohnheit werden sollten. Zusätzlich wählen Sie aus den anderen Maßnahmenkatalogen die Vorschläge aus, die der akuten Situation Rechnung tragen.

Ein Beispiel: Sie sind vom Grundtyp her ein Bauch-Typ, aber seit einigen Monaten haben Sie verstärkt Stress am Arbeitsplatz, der Sie nervös macht, Sie schlecht schlafen lässt und dazu führt, dass Sie sich abends gern mit einigen Gläsern Wein oder Bier ablenken und betäuben. Dann suchen Sie sich langfristige Maßnahmen aus dem Katalog für den Bauch-Typ aus und ergänzen diese durch Bausteine für den Stress-Typ, bis sich die Lage am Arbeitsplatz wieder beruhigt hat. Auf diese Weise können Sie die Hochdrucktherapie immer wieder den sich verändernden Lebensverhältnissen anpassen, ohne dass sie an Wirksamkeit verliert.

AUCH FÜR SIE GILT: YES, YOU CAN!

Das Motto, das 2008 um die Welt ging, gilt auch für Sie: Yes, you can! Manche unserer Anregungen werden Ihnen vielleicht anfangs mühsam erscheinen. Lassen Sie sich davon nicht entmutigen. Das Schöne an diesem Programm ist, dass die Erfolge so schnell spürbar sind. Schon nach einer Woche werden Sie merken, dass Ihnen etwas fehlt, wenn Sie nicht einmal täglich an der frischen Luft waren. Dass Ihnen plötzlich mehr gelingt, wenn Sie Ihren Tag gut planen. Dass die innere Unruhe verfliegt, wenn Sie abends zehn Minuten meditieren und den Tag bewusst ausklingen lassen. Und ganz nebenbei werden Sie feststellen: Der Blutdruck normalisiert sich.

Solche Erfolgserlebnisse kann Ihnen keine Tablette der Welt verschaffen – das können nur Sie selbst. Alles, was Sie tun, machen Sie für sich. Für Ihre Lebensqualität, für Ihre Gesundheit, für Ihr ganz persönliches Wohlbefinden. Oh yes, you can!

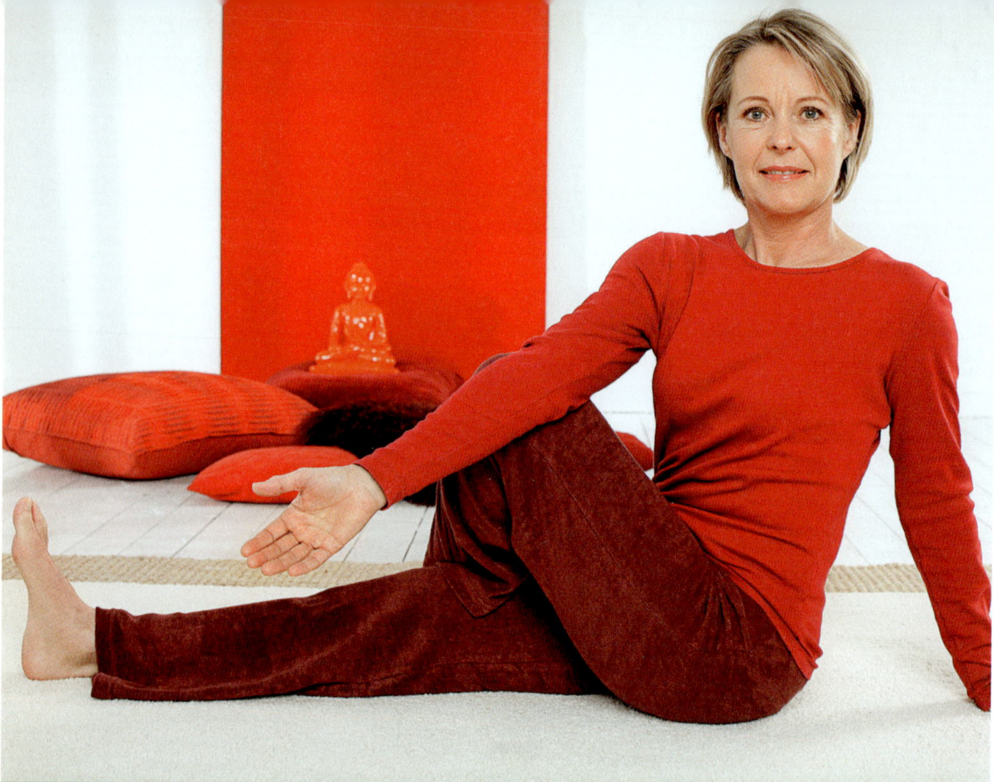

Das Programm für Stress-Typen

Wenn Sie zu den Menschen gehören, die ständig unter Strom stehen oder die auch bei geringfügigen Anlässen nervös werden, ist das folgende Programm für Sie das richtige. Es ist ganz darauf zugeschnitten, mehr Ruhe in Ihr Leben zu bringen, Sie besser zu erden und dickfelliger zu machen. Und es kann dazu beitragen, dass Sie von Ihrem Anspruch nach Perfektion ein bisschen Abstand nehmen und lockerer werden können. In diesem Kapitel erfahren Sie alles Wesentliche dazu.

Erfolgreiche Behandlungskonzepte

Zunächst aber wollen wir Ihnen verraten, wie das Behandlungskonzept für die beiden Patienten aussieht, die wir Ihnen im letzten Kapitel vorgestellt haben. Allein an diesen zwei Beispielen sehen Sie, wie unterschiedlich Stress-Typen sein können und wie individuell sie behandelt werden können.

Beispiel 1: Claudia M.

Claudia M. (siehe Seite 35) kommt zu einer stationären Behandlung ins Gemeinschaftskrankenhaus Herdecke. Die Ultraschall-Untersuchung des Herzens zeigt bereits Folgen des langfristig erhöhten Blutdrucks: Die Wand der linken Herzkammer ist etwas verdickt, Zeichen für eine beginnende Herzschwäche. Jede Blutdruckmessung ängstigt Claudia M.: Die Werte liegen meist um 20 mmHg höher als bei der 24-Stunden-Messung. Da die Medikamente weder zu niedrig noch zu hoch dosiert werden dürfen, setzt der Arzt den vom Hausarzt verordneten Kalzium-Antagonisten ab und belässt es bei einem ACE-Hemmer in Kombination mit einem Diuretikum (siehe Seite 108). Hinzu kommen Arzneimittel aus der Anthroposophischen Medizin (siehe Seite 110): Aurum/Hyoscyamus comp. tagsüber als Tropfen, zur Nacht eine Injektion unter die Haut oberhalb des Bauchnabels; Plumbum mellitum D20 als Pulver dreimal täglich; Bryophyllum Urtinktur dreimal täglich als Tropfen. Außerdem erhält Claudia M. abends eine Fußeinreibung mit Lavendel sowie einmal täglich Maltherapie und Heileurythmie (siehe Seite 121).

Schon nach einer Woche glätten sich die Blutdruckwerte im Tagesverlauf. Claudia M. fühlt sich müde, aber auch entspannt. Trotzdem kann sie noch nicht gut schlafen, zwischen 2 und 4 Uhr morgens wird sie regelmäßig wach. Deshalb wird die abendliche Spritze mit Aurum/Hyoscyamus zur Nacht abgesetzt und durch Tropfen mit Hyoscyamus/Valeriana ersetzt. Für den Fall, dass sie nachts wach wird, verabredet der Arzt mit ihr folgendes Ritual: Die Hyoscyamus/Valeriana-Tropfen erneut einnehmen, einen Löffel Honig essen (siehe Seite 65) und Wollsocken anziehen, damit die Füße warm bleiben. Alles Nötige dafür legt Claudia M. abends

GANZHEITLICH BEHANDELN

Gerade beim hohen Blutdruck kommt es darauf an, auf mehreren Ebenen gleichzeitig anzusetzen. Nach diesem Prinzip werden auch die Medikamente ausgewählt.

auf dem Nachttisch bereit. Und tatsächlich, es funktioniert: Meist dauert es keine Viertelstunde, dann schläft sie wieder.
Morgens bekommt Claudia M. eine Ganzkörper-Abwaschung mit Meersalz und Zitronenbademilch (siehe Seite 88), wobei zusätzlich eine Zitrone im Wasser ausgepresst wird, sodass die ätherischen Öle direkt ins Waschwasser gelangen.
Sie fühlt sich nun wesentlich besser, hat zwei Kilo zugenommen und schöpft neuen Lebensmut. Jetzt will sie sich auch gegen das Mobbing wehren. Sie wird den Telefonhörer nicht mehr abnehmen, wenn sie sieht, dass ihr Chef anruft, und sich nach einem guten Anwalt für Arbeitsrecht umschauen. Eine psychosomatische Therapie soll die erreichten Erfolge unterstützen.
Die erneute 24-Stunden-Messung ergibt, dass der Blutdruck tagsüber kaum noch über 140 mmHg ansteigt. Das bedeutet: das Kombinationspräparat kann gegen ein Einzelmittel ausgetauscht werden, das nur noch einen ACE-Hemmer enthält.

Beispiel 2: Stefan B.

Bei Stefan B. (siehe Seite 37) geht es in erster Linie darum, der Auszehrung entgegenzuwirken, damit er wieder Kraft schöpfen kann. Deshalb nimmt er dreimal wöchentlich ein Sahne-Nährbad

GU-ERFOLGSTIPP EIN STÄRKENDES SAHNE-NÄHRBAD

Dieses Bad ist genau richtig, wenn zu viel Arbeit und Stress den Organismus erschöpft haben: Verquirlen Sie einen halben Liter Milch oder Sahne mit einem Ei und geben Sie das Ganze unter Rühren ins warme Badewasser, sodass eine milchig-sahnige Emulsion entsteht. Nehmen Sie mit einer Schüssel einen Liter davon ab, halbieren Sie eine Bio-Zitrone und drücken Sie die beiden Hälften nacheinander mit dem Boden eines Glases in der Schüssel unter Wasser aus. Geben Sie das Zitronenwasser ins Badewasser und baden Sie darin etwa 20 Minuten. Danach legen Sie sich sofort ins vorgewärmte Bett.
Ein solches abendliches Nährbad stimuliert über die Haut den ganzen Organismus und regt ihn an, Nährstoffe einzulagern. Sie werden sich am nächsten Morgen gleich viel kräftiger fühlen und Appetit auf ein ausgiebiges Frühstück haben, was zusätzlich nährt und stärkt.

(siehe GU Erfolgstipp Seite 62). Da sich an der Belastung in der Schule in den fünf Monaten bis zu den Sommerferien nichts ändern lässt, soll er den Tag rhythmisch strukturieren, denn Rhythmus gibt Kraft. Mindestens alle drei Stunden macht Stefan B. zehn Minuten Pause für eine Achtsamkeitsübung (siehe Seite 73), um den Kopf aus- und die Sinne einzuschalten. So hat er Zeit, sich zu sammeln, statt von einer Aufgabe zur anderen zu hetzen. Wann immer es sich einrichten lässt, geht er mittags oder nachmittags für ein kurzes Nickerchen nach Hause, um danach in die Schule zurückzukehren. Um abends zur Ruhe zu kommen, hält er kurz vor dem Schlafengehen Rückschau auf den Tag (siehe Seite 66).
Nach den Sommerferien reduzieren sich die beruflichen Aufgaben. Die Verantwortung für die Konferenz und den Neubau kann Stefan B. abgeben, sodass er sich auf die Arbeit mit der Klasse konzentrieren kann. Damit kommt er gut über die Runden.
Zur Unterstützung der Herz-Kreislauf-Funktion nimmt er täglich drei anthroposophische Medikamente (siehe Seite 110): Neurodoron®; Bryophyllum Urtinktur; Cardiodoron®. Auf konventionelle Medikamente kann er komplett verzichten – die beschriebenen Maßnahmen reichen, um den Blutdruck auf einem Niveau von etwa 140/90 mmHg zu halten.

Achtsame Lebensweise

Menschen, die zum Stress-Typ gehören, laufen sich vor Hektik seelisch oft regelrecht wund, werden immer hibbeliger und nervöser. Sie brauchen daher vor allem Hilfen, damit sie über den Tag hinweg immer mal wieder zur Ruhe kommen.

Mach mal Pause!

Studien zeigen, dass wir nie länger als anderthalb Stunden hochkonzentriert arbeiten können – danach lässt die Aufmerksamkeit zwangsläufig nach. Es sei denn, wir legen eine kurze Pause ein und alle drei Stunden eine etwas längere. Nicht ohne Grund richtet sich der Tagesablauf in vielen Klöstern nach diesem Schema – alle drei Stunden ruft die Glocke die Mönche und Nonnen zum Gebet (siehe Seite 17). Eine solche »Kultur des Ausatmens« sorgt für die

TIPP

Stress-Typen neigen dazu, sich ständig zu überfordern. Gerade das treibt den Blutdruck in die Höhe. Es ist deshalb eine heilsame Übung, immer wieder nachzuspüren: Gehe ich gerade wieder über meine Grenzen? Sollte ich nicht mal eben eine Pause einlegen? Ist es nicht längst Zeit, ins Bett zu gehen? Wenn Sie bewusst die Erschöpfungszeichen Ihres Körpers beachten, wird Ihr Blutdruck nicht mehr so hoch ansteigen.

GU-ERFOLGSTIPP NEUE KRAFT IN ZWEI MINUTEN

Eine sorgfältige Pausenkultur im Tagesverlauf ist das A und O, um Kraft zu sparen und noch bei größter Hektik Ruhe zu bewahren. Etwa alle 90 Minuten sollten Sie daher eine Pause einlegen, und seien es nur zwei Minuten. Diese Pause können Sie beispielsweise so nutzen:

- Ans offene Fenster treten und zehnmal tief ein- und ausatmen. Bei der Ausatmung kräftig pusten.
- Das Gesicht mit kaltem Wasser abreiben oder etwas Gesichtswasser aufsprühen.
- Einmal kurz vor die Tür treten und die Sinne öffnen: Wie riecht es hier? Was ist zu hören?
- Aufstehen und sich kräftig recken und strecken, die Schultern nach hinten ziehen, um den Brustkorb zu weiten.
- Einen Tee kochen oder einen Teil des Essens vorbereiten (und in der nächsten Pause weitermachen).

Sie werden sehen: Danach sind Sie frisch und zu neuen Taten bereit! Auch die Konzentrationsfähigkeit ist wieder da.

nötige Besinnung nach der Zeit des »Einatmens« in Form aktiven Arbeitens. Der Rhythmus unterstützt die Schwingungsfähigkeit des ganzen Organismus, vor allem des Blutdrucks.

Den Druck rausnehmen

Stress-Typen stehen häufig unter lang anhaltender Hochspannung. Hier gilt es, genau hinzuschauen: Was bedrängt Sie? Was engt Sie ein? Wessen können Sie sich kaum erwehren? Gestaute Aggression, die ständig unterdrückt werden muss, treibt den Blutdruck zwangsläufig in die Höhe. Wenn sie dazu gepaart ist mit dem Gefühl der Ohnmacht und Hilflosigkeit, ist der Stress am gefährlichsten. Dann schüttet der Körper vermehrt Stresshormone aus, die den Blutdruck anhaltend auf hohem Niveau halten und das Herz schneller schlagen lassen. Es ist, als würde man den Motor eines Autos mit überhöhter Drehzahl laufen lassen, bis er schließlich heißläuft und streikt. Lassen Sie es nicht so weit kommen.

- Suchen Sie nach einer Möglichkeit, um Ihrem aufgestauten Unmut oder Kummer einmal richtig Luft zu machen – im Wald, wo Sie losschreien können, ohne dass es jemanden stört, oder beim Sport, wo Sie sich so richtig auspowern können.

- Versuchen Sie alles, was Sie belastet und was Sie an Ungerechtigkeit empfinden, gemeinsam mit jemandem zu analysieren. Es tut gut, mit einem vertrauten Menschen zu reden, der das Problem als Unbeteiligter von einer anderen Warte aus sieht.
- Scheuen Sie sich nicht, gegebenenfalls auch professionelle Hilfe zu suchen (bei einer Beratungsstelle, einem Psychologen oder Psychotherapeuten).
- Überlegen Sie: Welche beruflichen Probleme verlangen akut nach einer Lösung? Wogegen müssen Sie sich wehren, damit keine Nachteile für Sie entstehen? Vielleicht brauchen Sie anwaltliche Hilfe oder wenden sich an eine Schlichtungsstelle. Sie können sich auch an den Betriebsrat oder die Gewerkschaft wenden. Oder Sie denken über eine Umschulung nach.
- Im Privaten, etwa bei Partnerschaftsproblemen, können Sie Hilfe bei Mediatoren suchen, zum Beispiel bei Einrichtungen von Kirche und Gemeinde oder bei Pro Familia. Diese sind darin geschult, den Kontrahenten zu einem Kompromiss zu verhelfen, ohne ein Gericht zu bemühen. Wenn Ihnen als Eltern alles über den Kopf wächst: Beantragen Sie eine Mutter-/Vater-Kind-Kur.

Haben Sie keine Angst vor Veränderungen. Wo die eine Tür zugeht, geht eine andere auf – vielleicht trägt die momentane Krise bereits den Keim für eine bessere Zukunft in sich.

Den Abend genießen

Fallen Sie nicht einfach erschöpft ins Bett – dann treibt Sie das, was Sie tagsüber erlebt haben, weiter um und erschwert das Einschlafen. Viel sinnvoller ist es, den Abend bewusst zu gestalten:

- Sorgen Sie dafür, dass Sie in Ruhe zu Abend essen, möglichst gemeinsam mit der Familie oder Ihrer Partnerin/Ihrem Partner. Auch wenn Sie allein leben, können Sie es sich schön machen: mit einer Kerze auf dem Tisch, einem dekorativen Set, einem schön angerichteten Teller. Das Auge isst mit!
- Machen Sie noch einen Spaziergang, und sei es nur für fünf Minuten, oder gehen Sie eine Runde durch den Garten.
- Begrenzen Sie die Fernsehzeit und lesen Sie noch ein paar Seiten in einem guten Buch oder hören Sie Ihre Lieblingsmusik.

TIPP

Stellen Sie ein Glas Honig auf Ihren Nachttisch. Wenn Sie nachts aufwachen, essen Sie einen Löffel davon und machen die Augen gleich wieder zu. Honig beruhigt und wärmt, beides ist wichtig für einen guten Schlaf. Außerdem enthält er natürliche Zuckerstoffe, die zu einer friedlichen, distanzierten Stimmung verhelfen. Ihren Zähnen zuliebe sollten Sie jedoch nur zeitweise zu diesem Mittel greifen.

- Gewöhnen Sie sich ein Ritual an, mit dem Sie den Tag hinter sich lassen, bevor Sie einschlafen: Machen Sie einen Tagesrückblick, mit dem Sie den Tag abschließen, oder schreiben Sie ein paar Sätze in Ihr Tagebuch.
- Wenn Sie dennoch Probleme mit dem Einschlafen haben: Nehmen Sie 15 bis 30 Minuten vor dem Schlafengehen einen Löffel Honig zu sich – pur, in Tee oder warmer Milch. Achten Sie außerdem darauf, dass Sie genügend schlafen: Gehen Sie vor Mitternacht ins Bett. Am nächsten Morgen spüren Sie sofort, dass Sie ausgeschlafener, ruhiger und tatkräftiger sind.

Eine Oase der Freude schaffen

Selbst in der krisenhaftesten Situation, bei jedem noch so tyrannischen Chef oder missgünstigen Kollegen haben Sie kleine Gestaltungsmöglichkeiten, die Ihnen zu mehr Zufriedenheit verhelfen können. Schaffen Sie sich damit eine kleine Oase des Ungestörtseins, einen »Garten«, zu dem nur Sie Zutritt haben und an dem Sie sich täglich ein wenig freuen können.

Lassen Sie Ihren Arbeitsplatz nicht verwahrlosen! Halten Sie ihn sauber und verlassen Sie ihn jeden Abend aufgeräumt. Rücken Sie die Möbel – wenn möglich – so zurecht, dass Sie einen schönen Ausblick haben. Stellen Sie eine Blume, eine Postkarte oder ein Foto auf den Schreibtisch oder bringen Sie ein Bild an der Wand an, das Ihnen besonders gut gefällt und Ihnen ein Gefühl der Ruhe und Zuversicht vermittelt. Immer, wenn der Stress mal wieder gar zu heftig ist, schauen Sie darauf, atmen tief durch und wissen: Die Freude daran kann Ihnen keiner nehmen.

TIPP

Ideal zum Frühstück oder als Zwischenmahlzeit sind Haferflocken, zum Beispiel als Müsli oder als warmer Haferbrei. Hafer ist reich an Magnesium und Phosphor und somit eine wahre Kraftspritze. Nicht umsonst bekommen Pferde reichlich Hafer, wenn sie Höchstleistungen erbringen sollen. Auch bei Stress-Typen kann eine haferhaltige Zwischenmahlzeit die erschöpften Batterien rasch wieder auffüllen.

Typgerechte Ernährung

Stress-Typen nehmen das Essen meist nicht so wichtig. Sie neigen vielmehr dazu, zwischendurch schnell irgendetwas in sich hineinzuschieben. Kein Wunder, wenn da der Blutdruck nicht mitspielt und der Organismus nicht richtig genährt wird! Das Kontrastprogramm dazu heißt: »Mahl-Zeit«. Es gehört mit zu einer gesunden Pausenkultur (siehe Seite 63) und hilft Ihnen, aus dem gewohnten Trott herauszukommen.

Richtig frühstücken

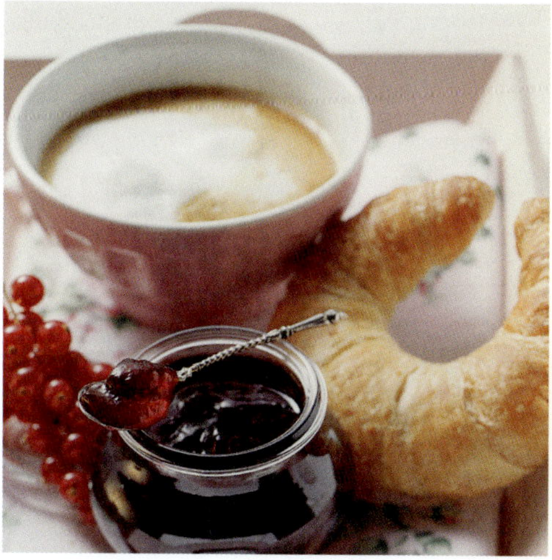

Französisches Frühstück für Stress-Typen: Croissant und Café au lait.

Beginnen Sie Ihren Tag nicht damit, dass Sie überstürzt aus dem Haus rennen, weil Sie schon wieder zu spät aufgestanden sind. Denn spätestens zwei, drei Stunden später schieben Sie richtig Kohldampf. Doch dann sind Sie mitten in der Arbeit und haben keine Zeit zum Essen. Also stopfen Sie irgendetwas in sich hinein – und kommen nicht aus Ihrem gewohnten Fahrwasser.

Steuern Sie gezielt dagegen: Selbst wenn Sie morgens wenig Zeit haben und eher ein Frühstücksmuffel sind, können Sie sich fünf bis zehn Minuten hinsetzen und eine Kleinigkeit frühstücken. Das erzeugt eine angenehme Wohligkeit – und schon gehen Sie ganz anders in den Tag. Sie geraten auch nicht so schnell in eine Unterzuckerung, vor allem, wenn Sie am Vormittag noch eine Zwischenmahlzeit einschieben, bevor Sie zu Mittag essen.

Hier einige Vorschläge für ein schnelles, nahrhaftes Frühstück:

- Probieren Sie mal grünen Tee statt schwarzen Kaffee.
- Nehmen Sie wie die Franzosen morgens ein Croissant und eine Tasse Milchkaffee zu sich. Das geht schnell und macht satt.
- Auch Knäckebrot, Reiswaffeln oder Zwieback sind nahrhaft und leicht verdaulich. Essen Sie einen Klecks Honig dazu – als Nahrung für Ihre strapazierten Nerven!

Stärkende Zwischenmahlzeiten

Manchmal treten die belastenden Situationen, die Sie nervös machen und den Blutdruck hochtreiben, erst einige Stunden nach einer Hauptmahlzeit auf. Sorgen Sie dann für einen Snack, der Ihnen zu mehr Kraft verhilft und die Pausenkultur unterstützt.

GERÖSTETE HAFERFLOCKEN

Zutaten: 50 g Butter | 100 g kernige Haferflocken | 2 EL Zucker

Zubereitung: Die Butter in einer Pfanne erhitzen, die Haferflocken und den Zucker dazugeben und unter ständigem Rühren bei starker Hitze rösten, bis die Flocken braun sind. Vorsicht: Die Zeit zwischen »fertig« und »verbrannt« ist extrem kurz! Als Variante können Sie zusätzlich Leinsaat, Sonnenblumen-, Kürbis- oder Pinienkerne mitrösten.

GU-ERFOLGSTIPP
ROTE-BETE-SAFT

Wenn Sie einen halben Liter Rote-Bete-Saft trinken, sinkt der Blutdruck nach drei bis vier Stunden um 10 mmHg beim oberen und um 8 mmHg beim unteren Wert ab. Die Wirkung hält bis zu 23 Stunden an! Das hat eine Studie an der London School of Medicine ergeben.

Wählen Sie als Pausensnack weder degeneriertes Fastfood noch Süßigkeiten oder Schokoriegel – sie lassen nur den Blutzucker hochschießen wie Strohfeuer, das sofort wieder erlischt. Nährender sind leicht bekömmliche Zwischenmahlzeiten wie eine Reiswaffel, ein Stück Obst, Nüsse, Studentenfutter oder getrocknete Früchte. Auch Gemüsebrühe oder Miso-Suppe (aus dem Asia-Laden) wärmen angenehm und sorgen für ein wohliges Sättigungsgefühl. Zwei Stückchen oder ein Riegel dunkle Schokolade mit hohem Kakaoanteil (50 bis 70 Prozent) stillen ebenfalls den akuten Hunger und senken sogar den Blutdruck (oberer Wert) um etwa 5 mmHg, ohne dass eine Gewichtszunahme zu befürchten ist. Bei heller Schokolade tritt dieser Effekt nicht ein. Statt Kaffee trinken Sie besser Tee, weil er nicht so stark anregt.

Das Auge isst mit

Gewöhnen Sie sich generell eine gewisse Kultur beim Essen an:

- Essen Sie grundsätzlich nur im Sitzen! Also nicht im Stehimbiss oder zwischen Tür und Angel im Büro. Wenn Sie mit dem Auto unterwegs sind, können Sie auf dem Parkplatz Ihre Stullen auspacken, anstatt sie während der Fahrt zu verdrücken. Und auch den Döner vom Imbiss können Sie im Sitzen verspeisen.
- Wenn es denn unbedingt der Schreibtisch sein muss: Schieben Sie die Akten beiseite, legen Sie eine große Stoffserviette auf und einen Porzellanteller (kein Plastik!), stellen Sie ein Glas Wasser (oder Tee oder Saft) bereit, zünden Sie eine Kerze an. Essen Sie nichts aus der Packung, sondern richten Sie die Speisen auf dem Porzellanteller hübsch an.
- Schauen Sie sich das Ganze dann einen Moment lang in Ruhe an, atmen Sie einmal tief ein und aus, wünschen Sie sich innerlich »guten Appetit« – und erst dann fangen Sie an zu essen.

Auf diese Weise werden Sie Ihr Essen längst nicht mehr so hastig wie früher in sich hineinschaufeln, sondern mit viel mehr Genuss und Stil. Und davon wird nicht nur Ihr Bauch gewärmt, sondern auch Ihr Herz. Wenn Sie dann noch langsam und mit Bedacht kauen, wenn Sie wirklich schmecken, was Sie zu sich nehmen, dann wird sich ein wohliges Gefühl der Sättigung einstellen.

TIPP

Tun Sie nichts anderes nebenher, wenn Sie essen: weder Zeitung lesen noch E-Mails beantworten oder im Internet surfen. Wenn Sie sich ganz auf die Speisen konzentrieren können, schmeckt alles viel intensiver.

Leicht verdauliche statt schwere Kost

Nervöse Menschen vertragen keine schweren Speisen – mild und bekömmlich sollen sie sein. Der Darm darf nicht zu viel zu tun haben – sonst rebelliert er mit Krämpfen, Schmerzen, Blähungen, Durchfall. Aber die Kost muss auch genügend Nährstoffe enthalten, damit der Körper daraus die nötige Energie beziehen kann.

- Verzichten Sie auf Rohkost – sie liegt zu lange in Magen und Darm. Garen Sie Gemüse lieber kurz im Dampf, dann bleibt es bissfest und trotzdem bekömmlich. Unter den Vollkornprodukten sollten Sie sich diejenigen heraussuchen, bei denen das Korn gut vermahlen ist. Grobkörniges macht Ihrem Darm sehr zu schaffen.
- Fleisch oder Fisch können Sie ruhig öfter essen – achten Sie aber auf gute Qualität und artgerechte Tierhaltung. Auch Milchprodukte können Sie wegen des hohen Eiweißanteils täglich verzehren, denn eine eiweißreiche Kost ist leichter verdaulich. Suppen jeder Art sind ebenfalls gut – weil sie angenehm durchwärmen und somit entspannen, vor allem am Abend.
- Essen Sie lieber mehrmals täglich kleine Portionen als zwei- oder dreimal größere. Damit entlasten Sie den Verdauungstrakt und sind trotzdem gut ernährt.
- Falls Sie zu den salzempfindlichen Menschen gehören, sollten Sie nicht zuletzt auf eine salzarme Kost achten (siehe Seite 83).

TIPP

Vollkorn-Produkte mit ganzen Körnern sind für Stress-Typen nicht so bekömmlich – die grobe Substanz belastet ihren Darm zu sehr. Wählen Sie besser Produkte, bei denen das ganze Korn vermahlen wurde, also Getreideschrot oder Grieß. Beides können Sie sowohl herzhaft (als Suppe, Grütze, Bratlinge) als auch süß (als Brei) zubereiten. So profitieren Sie von allen Nährstoffen.

Sport und Bewegung

Das Bewegungsprogramm für Stress-Typen ist weniger sportlich als spielerisch orientiert. Es geht ja nicht darum, dass Sie Kalorien verbrennen, meist haben Sie sowieso keine überflüssigen Pfunde auf den Rippen. Vielmehr kommt es darauf an, dass Sie aus der Tretmühle des Alltags herauskommen und möglichst an die frische Luft gehen. Sie sollten innerlich zur Ruhe kommen und sich nicht mit sportlichem Ehrgeiz stressen. Die Bewegung soll eine wohlige Wärme erzeugen, sodass Sie sich anschließend allenfalls angenehm ermüdet, aber auf keinen Fall erschöpft fühlen. Deshalb sind alle Bewegungsformen günstig, die Sie entschleunigen und zentrieren.

- Spazierengehen ist leicht, kostenfrei und überall möglich! Wenn Sie es tun, öffnen Sie alle Sinne: Wie riecht es draußen? Was hören Sie? Wie sieht die Landschaft aus, welche Farbe hat der Himmel, wie bewegen sich die Wolken? Spüren Sie den Wind auf der Haut, Sonne oder Regentropfen im Gesicht?
- Machen Sie hin und wieder einen Ausflug, bei dem Sie nach einer kleinen Wanderung in einem Gasthaus einkehren können. Oder einen Spaziergang an der See, wo Sie sich den Wind um die Ohren wehen lassen. Das regt alle Sinne an und macht Appetit.
- Beim Bogenschießen kommen Sie besonders gut zu sich – denn hier müssen Sie sich auf das Wesentliche konzentrieren.
- Für Tanzfreunde empfiehlt sich argentinischer Tango. Dabei dürfen Ihre Gedanken nicht abschweifen, sonst sind Sie nicht im Kontakt mit Ihrem Tanzpartner oder Ihrer Tanzpartnerin.
- Asiatische Bewegungsübungen wie Tai Chi, Qi Gong und Yoga sowie Golf, Reiten, Segeln, Radtouren, Badminton oder Volleyball sind ebenfalls sehr zu empfehlen.

Wohltaten für den Körper

Massagen sind ein wunderbares Mittel, um sich zu entspannen. Lassen Sie sich einfach von Ihrem Partner oder Ihrer Partnerin massieren. Oder gönnen Sie sich einmal in der Woche eine professionelle Massage. Mittlerweile gibt es vielerlei Entspannungsmassagen, die fast ausnahmslos zu empfehlen sind. Schon die Hingabe an warme, sanft kreisende Hände bringt Sie zur Ruhe.

Wenn die Zeit für eine Ganzkörper- oder Rückenmassage nicht reicht, ist eine Fußeinreibung vor dem Einschlafen sinnvoll, die Sie auch selbst vornehmen können. Sie zieht alles, was sich im Kopf über den Tag hinweg gestaut hat, nach unten und leitet es ab. Danach – manchmal sogar noch währenddessen – können Sie wunderbar einschlafen. Es geht ganz einfach: Sie verreiben einige Tropfen Öl oder

GU-ERFOLGSTIPP

WACHOLDERÖL ALS BADEZUSATZ

Kaum bekannt, aber wunderbar stärkend sind die ätherischen Öle von Wacholder. Bäder mit Wacholderöl (Bezugsadresse siehe Seite 124) wirken nicht nur sehr kräftigend, sie machen auch rechtschaffen müde. Sie sind deshalb hervorragend geeignet, um nach einem anstrengenden Arbeitstag die **Regeneration in der Nacht zu unterstützen. Am besten wirkt das Öl, wenn Sie es als Öldispersionsbad verwenden (siehe Seite 88).**

Fußbalsam zwischen den Handflächen und streichen mit sanftem Druck über Fußrücken und -flächen. Die Daumen können dabei das Fußgewölbe nach oben drücken, die Finger über den Mittelfuß gleiten. Zum Abschluss jede Zehe einzeln nach außen ziehen und noch einmal mit beiden Händen den ganzen Fuß ausstreichen.
Als Massageöle sind Lavendel-, Rosen- und Wacholderöl besonders gut für Stress-Typen geeignet. Lavendel beruhigt und entspannt, Rose umhüllt und schützt, Wacholder kräftigt (siehe GU-Erfolgstipp Seite 70). Verwenden Sie nur gute, naturreine Massageöle! Achten Sie beim Kauf darauf, dass die darin enthaltenen ätherischen Öle nicht synthetisch hergestellt sind, sondern aus natürlichen Quellen stammen, möglichst aus Wildpflanzen. Bezugsquellen finden Sie auf Seite 124.

Immer schön warm bleiben

Bei Stress-Typen staut sich die Wärme häufig im Kopf, während die Hände und Füße eher kalt sind. Das können Sie ausgleichen:

- Sorgen Sie dafür, dass Hände und Füße immer schön warm sind: mit Handschuhen, Wollsocken, Bettpuschen. Stulpen an Hand- und Fußgelenken können den ganzen Körper wärmen.
- Tragen Sie im Winter einen Muff. Er hält die Hände an kalten Tagen besser warm als jeder Handschuh.
- Legen Sie sich Kupfer-Einlagen in die Schuhe.
- Nehmen Sie abends vor dem Schlafengehen noch ein Bad, am besten mit einem Lavendel-Badezusatz. So können Sie wohlig durchwärmt und entspannt unter die Bettdecke schlüpfen.

WICHTIG

Wärmen Sie die Nierenregion am Rücken (etwa in Taillenhöhe) mit einem Angora-Leibchen. Das trägt unter der Wäsche nicht auf und schützt gerade diese empfindliche Zone, die leicht auskühlt. Auf die Nieren müssen Sie besonders Acht geben, denn sie sind das Zentralorgan für die Blutdruckregulation.

Wohltaten für die Seele

Täglich tausend Dinge gleichzeitig erledigen, nichts vergessen, den Überblick bewahren – für Stress-Typen ist das Alltag. Und ein maßgeblicher Grund, warum der Blutdruck in die Höhe geht. Umso wichtiger ist es, ohne zusätzlichen (Termin-) Aufwand eine Methode zu finden, bei der sich innere Ruhe einstellen kann.
Es gibt viele Entspannungsmethoden, die für Sie nützlich sein können: zum Beispiel autogenes Training, Focusing oder progressive Muskelentspannung nach Jacobson, um nur einige zu nennen.

Eine hat sich bei hohem Blutdruck als besonders wirksam erwiesen: Meditation. Sie müssen dafür weder den Lotussitz einnehmen noch brauchen Sie spezielle Kleidung. Meditieren können Sie zu Hause ebenso gut wie in der Büropause. Selbst in der U-Bahn oder im Bus können Sie meditative fünf Minuten einlegen.
Neurologische Untersuchungen haben gezeigt: Während der Meditation kommt der gesamte Organismus ähnlich wie im Schlaf zur Ruhe, obwohl man hellwach ist. Das Herz schlägt langsamer und gleichmäßiger, die Atmung vertieft sich, das sympathische (nicht willentlich zu steuernde und für den Blutdruck mit verantwortliche) Nervensystem wird nach unten reguliert.

Meditation der Achtsamkeit

Es gibt viele Meditationsarten aus fernöstlichen oder christlichen Traditionen: von Zen- bis Stille-, Tanz- oder transzendentaler Meditation. Am leichtesten zu erlernen ist die – gänzlich ideologiefreie – Meditation der Achtsamkeit, die vor etwa 30 Jahren von dem Molekularbiologen Prof. Dr. Jon Kabat-Zinn entwickelt wurde und in den USA in über 240 Krankenhäusern und Gesundheitszentren eingesetzt wird.
Achtsamkeit bedeutet, die Aufmerksamkeit auf den Moment zu richten, anstatt mit den Gedanken in der Vergangenheit oder Zukunft zu verweilen. Das Jetzt aufmerksam wahrzunehmen, ohne es zu werten oder etwas daran ändern zu wollen – darum geht es bei der Achtsamkeits-Meditation. Sie lässt sich am besten in einem Kurs erlernen. Wenn Sie dazu zurzeit nicht kommen, können Sie auch eine CD einsetzen (siehe Seite 124).
Sorgen Sie dafür, dass Sie eine halbe Stunde nicht gestört werden – konsequent! Also: Anrufbeantworter einschalten, Türklingel, Handy, Fernseher und Radio abschalten. Geräusche, die Sie nicht abstellen können, wie Straßenlärm oder Bauarbeiten, sollten Sie so gut es

TIPP

In einem Meditationskurs (Adresse siehe Seite 124) können Sie lernen, damit umzugehen, wenn die Gedanken abschweifen. Im Zentrum jeden Kurses steht ein »Tag der Achtsamkeit«, an dem Sie sich um nichts anderes kümmern als um sich selbst. Vor allem: Sie schweigen – etwa acht Stunden lang. Abends treffen Sie sich in der Gruppe und besprechen, wie es Ihnen ergangen ist. Die meisten Kurse finden einmal wöchentlich über acht Wochen statt. Es gibt auch zwei- bis dreitägige Kompaktseminare. Übrigens: Viele Krankenkassen bezuschussen solche Kurse.

geht ignorieren. Achten Sie auch darauf, dass die Zimmertemperatur angenehm warm ist.

› Legen oder setzen Sie sich entspannt hin und schließen Sie die Augen. Achten Sie auf nichts als Ihren Atem. Spüren Sie nach, wie er sich in Ihnen ausbreitet und wieder ausfließt, wie Ihr Brustkorb sich dabei hebt und senkt, wie es in Ihrem Bauch gluckert, oder was immer Sie wahrnehmen.
› Und nun das Wichtigste: Nehmen Sie nur wahr und bewerten Sie nichts. Wenn irgendwo etwas drückt oder schmerzt: Werden Sie nicht ärgerlich oder ängstlich, bemühen Sie sich auch nicht, den Schmerz zu ignorieren oder zu unterdrücken. Registrieren Sie einfach nur: Heute fühlt sich der Nacken mal wieder besonders verspannt an. Nehmen Sie nichts von dem, was Sie wahrnehmen, besonders wichtig, aber übergehen Sie andererseits auch nichts.
› Nach 20 bis 30 Minuten öffnen Sie die Augen wieder. Vermutlich fühlen Sie sich jetzt ruhiger als zuvor und angenehm erfrischt.

Wenn Sie diese Meditation täglich praktizieren, werden Sie schnell merken, dass Ihr Blutdruck deutlich absinkt.

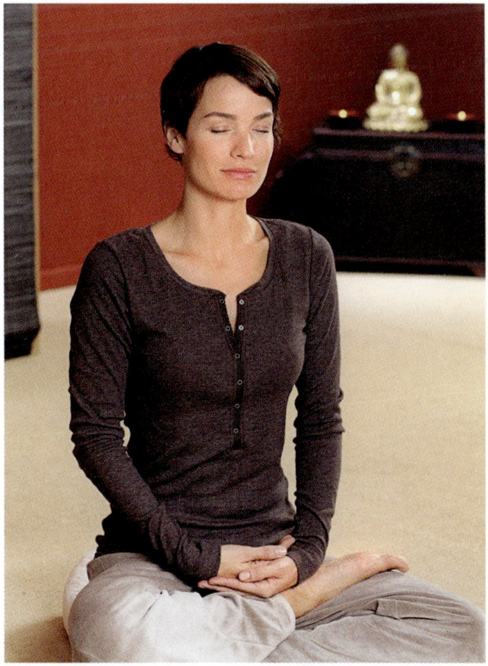

Tägliches Meditieren beruhigt und zentriert.

TIPP: Achtsam sein in jeder Lebenslage

Achtsamkeit können Sie in jedem Moment üben – ob Sie sich die Zähne putzen, duschen, bügeln, spazieren gehen oder Akten sortieren. In jeder Lebenslage gibt es etwas zu spüren – es kommt nur darauf an, wirklich ganz bei der Sache zu sein! Achten Sie zum Beispiel beim Gemüseschneiden darauf: Wie fühlt sich der Messergriff an? Und wie die Oberfläche der Karotte? Wie sieht es aus, wenn der Schmutz im Abfluss verschwindet? Was fühlen Ihre Fingerspitzen, wenn Sie eine Zwiebel häuten? Was riechen Sie in diesem Moment? Bauen Sie solche Achtsamkeitsübungen täglich in Ihren Alltag ein.

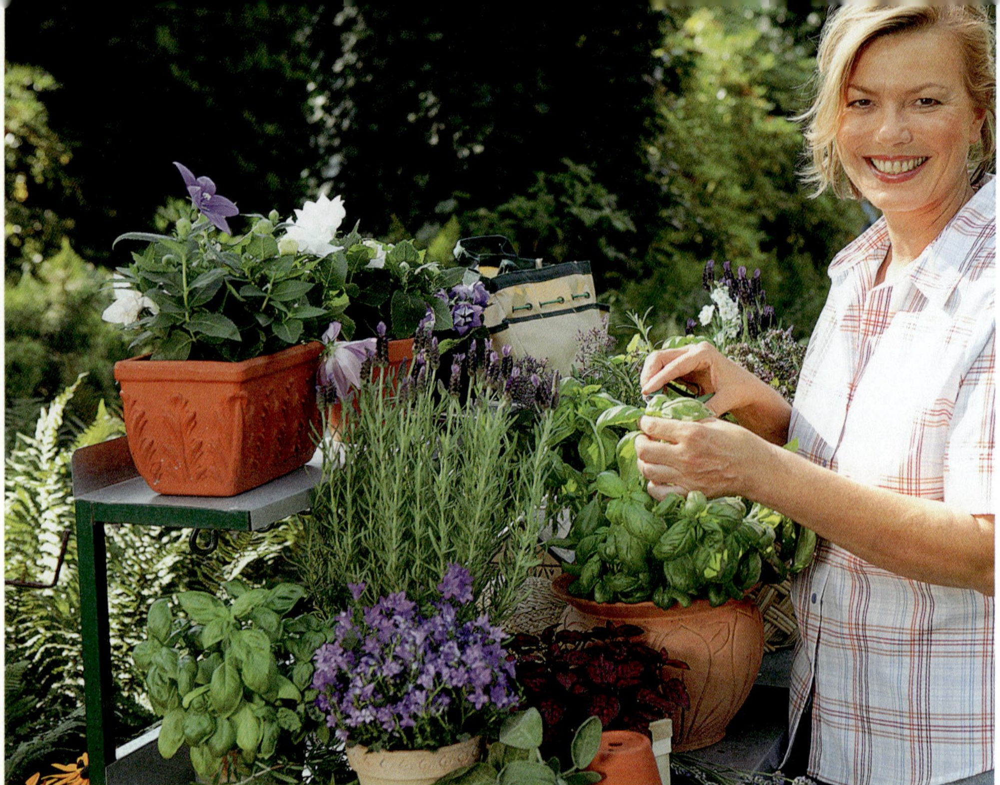

Das Programm für Bauch-Typen

Wenn Sie gerne gut essen und zur Körperfülle neigen, wenn Sie die Ruhe selbst sind und nur langsam in Fahrt kommen, wenn Sie es am liebsten gemütlich haben und Sport nicht zu Ihren großen Leidenschaften gehört – dann sind Sie ein Bauch-Typ und liegen bei diesem Programm richtig. Es ist darauf ausgerichtet, Sie ein bisschen aus dem Sessel zu heben, Ihnen die Freude an Umwelt und Natur nahezubringen. Sie werden feststellen, dass Ihnen das auch zu mehr Leichtigkeit verhelfen kann.

Erfolgreiche Behandlungskonzepte

Auf Seite 39 und 40 haben Sie gelesen, mit welchen Problemen Henry J. und Ricarda S. zu kämpfen hatten und wie aussichtslos vor allem bei Ricarda S. die Lage schien. Gerade ihr Beispiel jedoch zeigt, wie viel eine typgerechte Hochdrucktherapie zu leisten vermag – wenn man weiß, wo es anzusetzen gilt.

Beispiel 3: Henry J.

Henry J. (siehe Seite 39) kommt stationär in die Klinik, um mit Ärzten und Therapeuten ein individuelles Handlungsprogramm zu erarbeiten, das er auch zu Hause gut fortsetzen kann.

Jeder Tag beginnt nun mit einer Rosmarin-Meersalz-Abwaschung (siehe Seite 88); das erfrischt und gibt Schwung. Ein neuer Ernährungsplan soll das Übergewicht reduzieren. Bisher hatte Henry J. vor allem abends warm gegessen – doch gerade die späten Schlemmerstunden schlagen sich sofort am Bauch nieder. Deshalb wird die Hauptmahlzeit jetzt auf den Mittag verlegt. Zweimal pro Woche macht Henry J. einen Obstsafttag. Er trinkt über den Tag verteilt vier Liter verdünnte Obstsäfte seiner Wahl: erfrischende Zitrusfruchtsäfte oder einen Mix aus verschiedenen Obstsorten. Das macht wach und aktiviert Körper und Seele. Zwischendurch gibt es entschlackende Tees (siehe rechts). Wenn er es ohne feste Nahrung nicht aushält, gibt es zum Saft oder Tee ein Reisgericht. Werden zwei Safttage pro Woche zu viel, reicht auch einer. An den anderen Tagen beschränkt sich Henry J. auf drei vegetarische Mahlzeiten täglich. Über den Tag verteilt kann und soll er viel trinken: alle Sorten Kräutertees und Säfte, möglichst abwechslungsreich. Auf Snacks zwischendurch verzichtet er. Wird der Hunger zwischendurch zu groß, trinkt er Säfte, Tee oder eine Gemüsebrühe. Wird er abends hungrig, kann er einen Apfel essen und dazu einen Teelöffel Honig.

Zweimal täglich geht Henry J. zügig eine halbe Stunde spazieren, bis er ins Schwitzen kommt. Das fällt ihm anfangs nicht leicht, aber wenn er von seinem Ausflug zurückkommt, spürt er deutlich, wie viel besser er sich fühlt. Dreimal wöchentlich bekommt er ein Rosmarin-Öldispersionsbad (siehe Seite 88) sowie Heileurythmie

ENTSCHLACKUNGSTEES

Bestimmte Kräutertees, die den Stoffwechsel anregen, können dazu beitragen, Abbauprodukte rasch auszuscheiden. Bewährt haben sich Teemischungen aus Ringelblumenblüten, Brennnessel-, Brombeer- und Birkenblättern sowie Schafgarbe und Melisse. Lassen Sie sich die Kräuter in der Apotheke zu gleichen Teilen mischen und trinken Sie von dem Tee täglich ein bis drei Tassen.

RUND UND GESUND

Übergewicht ist nicht nur negativ: Wenn Sie schön rund, aber trotzdem sehr beweglich und aktiv sind, gehören Sie zum Typ »Flummi« – Sie kennen doch diese kleinen Bälle, die so schön springen! Solche Menschen haben weniger Bauchfett als eher eine dicke Unterhautfettschicht. Solange das dadurch bedingte Übergewicht nicht mit Diabetes, hohen Triglyzeridwerten und niedrigem HDL-Cholesterin im Blut einhergeht, besteht kein Grund zur Sorge. Dann brauchen Sie Ihre natürliche Fülle sogar, um gesund und aktiv bleiben zu können.

und Sprachgestaltung (siehe ab Seite 121). Unterstützend erhält Henry J. anthroposophische Medikamente (siehe Seite 110): Phosphorus-Tropfen und Ferrum sidereum D20.

An blutdrucksenkenden Medikamenten hatte der Hausarzt bereits ein Medikament verschrieben, das einen ACE-Hemmer (siehe Seite 107) mit einem Diuretikum (siehe Seite 108) kombiniert. Das Diuretikum konnte schon kurze Zeit später weggelassen werden, der ACE-Hemmer senkt auch allein den Druck ausreichend.

Nach zehn Tagen hat sich der Blutdruck normalisiert und die Waage zeigt vier Kilo weniger. Henry J. geht rundum gestärkt nach Hause; der Erfolg spornt ihn an, die Ernährungsumstellung und die tägliche Bewegung beizubehalten. Damit es ihm künftig leichter fällt, bei jedem Wetter an die frische Luft zu gehen, will er sich einen Hund anschaffen. Er wird ihn davon abhalten, abends stundenlang vor dem Fernseher zu versacken.

Beispiel 4: Ricarda S.

Als Ricarda S. (siehe Seite 40) ins Krankenhaus kommt, bringt sie 50 Kilo zu viel auf die Waage. Sie ist in sich gekehrt und mutlos.

Zum Aufmuntern und Erfrischen bekommt sie morgens eine Zitronen-Meersalz-Abwaschung (siehe Seite 88) sowie dreimal wöchentlich Rosmarin-Öldispersionsbäder (siehe Seite 88) und rhythmische Massage (siehe Seite 122). Täglich macht sie Heileurythmie und Sprachgestaltung (siehe Seite 121). Anfangs hat sie dagegen Vorbehalte – was soll sie mit diesen seltsam anmutenden Therapien? Doch dann erlebt sie sich in den Bewegungen der Heileurythmie und vor allem in der Sprachgestaltung ganz neu, sie beginnt, ihren Körper besser zu spüren und sich selbst wahrzunehmen. Was seit vielen Jahren verschüttet war, drängt jetzt langsam, aber unaufhaltsam ans Licht. Sie merkt plötzlich, wie sehr sie alles, was sie beschäftigt hat, immer nur mit sich selbst ausgemacht hat, wie stumm sie geworden war – durch Kranksein, Unwohlsein und weil sie sich selbst versteckt hat. Jetzt spürt sie, wie gut es tut, etwas laut auszusprechen, sie hört den Klang der Silben, erfreut sich am rhythmischen Sprechen schöner Gedichte. Anfangs nuschelt sie die Worte noch sehr, aber die Therapeutin ermutigt sie, jede Silbe laut und deutlich zu formulieren. So findet Ricarda S. nach und nach ihre Sprache wieder.

Gegen die Depressionen bekommt sie Tropfen mit Johanniskraut (Hypericum D3, siehe Seite 120) und ein Goldpräparat in homöopathischer Verdünnung. Schon nach wenigen Tagen hellt sich ihre Stimmung auf. Sie traut sich sogar, sich bei einer Psychologin zur Therapie anzumelden. Sie will loswerden, was sie quält, und akzeptiert dabei Hilfe von außen. Sie lernt, auch mal nein zu sagen, und kündigt Freundschaften, die ihr nicht guttun. Anthroposophische Arzneimittel (siehe Seite 110) wie Phosphor D4, Ferrum sidereum D20, Cardiodoron und ein Herz-Salbenlappen mit Aurum/Lavandula comp. (siehe Seite 117) helfen ihr dabei. So kommt nach und nach eine sensible, feinfühlige Frau zum Vorschein, die endlich das Positive in sich erkennen kann.

UNTERSCHEIDEN: DREI FORMEN VON DEPRESSION

Depression ist nicht gleich Depression. Vielmehr sind drei Varianten zu unterscheiden:

- Die Gedanken kreisen, man kommt nicht zur Ruhe, dreht sich wie in einem Hamsterrad ständig um sich selbst und findet keinen Ausweg. Diese Form der Depression ist beim Stress-Typ besonders häufig.
- Man fühlt sich wie gelähmt. Alltägliche Aufgaben wie Aufstehen, Anziehen, Einkaufen erscheinen kaum erfüllbar. Die Zukunft liegt völlig im Nebel. Mutlosigkeit und Perspektivlosigkeit machen sich breit. Jede Sinnhaftigkeit ist verloren gegangen. Diese Form der Depression betrifft häufig den Bauch-Typ.
- Schönes wird nicht mehr wahrgenommen. Begeisterungsfähigkeit und sinnliche Wahrnehmung sind kaum noch oder gar nicht mehr vorhanden. Freudlosigkeit und Distanz zum persönlichen und sozialen Umfeld dominieren. Gespräche zu führen, sich mitzuteilen ist kaum möglich. Es ist, als sei der Vorhang zur Umwelt gefallen. Diese Depressionsform betrifft häufig den Chaos-Typ und entspricht gleichzeitig dem Burnout.

Den hohen Blutzucker behandelt der Arzt nicht mehr mit Tabletten, sondern stellt um auf Insulinspritzen. Damit verbunden ist eine intensive Schulung in Ernährungsfragen. Ricarda S. misst dreimal täglich den Blutzucker und stimmt die Insulindosis darauf ab. Ihren Speiseplan stellt sie um auf viel Gemüse, Obst, mageres Fleisch, Fisch und Vollkornprodukte. In der Klinik nimmt sie damit noch nicht ab, aber schon nach einer Woche zu Hause ist sie um zwei Kilo leichter. Innerhalb der folgenden zwei Monate nimmt sie weitere 14 Kilo ab. Im Zuge dieser langsamen »Wiedergeburt« pendelt sich auch der Blutdruck auf normale Werte ein. An konventionellen Medikamenten nimmt Ricarda S. nur noch einen ACE-Hemmer in niedriger Dosierung. Allmählich beginnt sie wieder nach draußen zu gehen: Erst ist es ein Spaziergang um den Block, aber Woche um Woche zieht sie die Kreise weiter, erobert sich ihren Lebensraum zurück. Das Leben hat sie wieder – und sie das Leben.

Achtsame Lebensweise

Bauch-Typen brauchen meist einen Anreiz, um richtig aktiv zu werden. Wir haben Ihnen hier deshalb einen bunten Strauß an Möglichkeiten dafür zusammengestellt. Sie werden sehen, es macht Spaß! Und das Beste dabei: Auch der Blutdruck sinkt!

Ein guter Start in den Tag

Es fängt schon morgens an: Viele Bauch-Typen sind Langschläfer und kommen nur schwer aus dem Bett. Doch es gibt Tricks, die Ihnen helfen, schneller und fröhlicher wach zu werden als bisher.

- Stellen Sie sich den Wecker so, dass Sie genügend Zeit für die Morgentoilette und ein kleines Frühstück haben.
- Werden Sie ruhig langsam wach – aber bewusst!
- Gönnen Sie sich noch zehn Minuten im Bett, setzen Sie sich auf und halten Sie Vorschau auf den kommenden Tag: Was steht an? Was wollen Sie heute erledigen? Nehmen Sie sich nur so viel vor, wie Sie auch wirklich schaffen können!
- Machen Sie danach fünf Minuten Morgengymnastik im Stehen: Ein paar Dehn- und Streckübungen genügen.

TIPP

Zitrone als Badeessenz oder Körperöl wirkt gerade für Bauch-Typen wunderbar erfrischend. Der fruchtig-frische Duft macht munter und vermittelt das Gefühl eines jungen Sommertages. Kein Wunder: Die ätherischen Öle für diese Körperpflegeprodukte (Bezugsquelle siehe Seite 124) werden aus Frühlingszitronen gewonnen, die an den sonnigen Hängen Siziliens wachsen.

GU-ERFOLGSTIPP JEDEN TAG ZUR SELBEN ZEIT ...

Mit der folgenden Übung können Sie als Bauch-Typ gezielt Ihren Willen schulen. Entwickelt hat sie Rudolf Steiner, der Begründer der Anthroposophie. Wundern Sie sich nicht: Die Übung klingt zunächst etwas absurd. Doch wenn Sie sie ein paar Wochen konsequent eingehalten haben, werden Sie merken, dass Sie durchsetzungsfähiger und willensstärker geworden sind.
Die Übung besteht darin, dass Sie täglich zu einer bestimmten Zeit, die Sie selbst festlegen, etwas tun, was nicht unbedingt einen Sinn haben muss. Beispielsweise eine Figur auf dem Regal von links nach rechts stellen und am Tag darauf wieder zurück, oder ein Bild verrücken und am nächsten Tag wieder geraderücken – was immer Ihnen einfällt. Entscheidend ist, dass Sie die Tätigkeit täglich zur selben Zeit wiederholen, nichts an diesem Schema ändern und sich nicht daran stoßen, dass die Tätigkeit im Grunde Nonsens ist. Hier geht es allein um die Erfahrung: Wenn ich etwas will, kann ich es auch.

- Wenn Sie einen Garten haben, können Sie in der warmen Jahreszeit anstelle der Morgengymnastik einmal barfuß über den Rasen gehen, auch bei Regen. Atmen Sie dabei tief ein und aus und nehmen Sie bewusst wahr, was Sie sehen, hören, riechen, fühlen. Danach die Füße kurz trocken rubbeln und ab unter die warme Dusche!
- Gönnen Sie sich ein kleines, aber nahrhaftes Frühstück – zum Beispiel einen Haferbrei oder ein Müsli mit Joghurt.

Auf diese Weise werden Sie schon vor dem Frühstück aktiv, anstatt verschlafen zum Arbeitsplatz zu hetzen.

Die Sinne anregen

Munter und tatendurstig werden Sie als Bauch-Typ nur, wenn Ihre Sinne intensiv angeregt werden. Am besten geht das im Freien. Nutzen Sie jede Gelegenheit, um bewusst Ihre Sinne zu öffnen – ob beim Einkaufen oder auf dem Weg zur Arbeit:
Welche Farbe hat der Himmel heute? Wie sehen die Bäume aus? Welche Geräusche hören Sie? Welche Gerüche nehmen Sie wahr? Ist es windig oder eher windstill? Wie fühlt sich der Untergrund an, auf dem Sie gehen? Wenn es regnet: Halten Sie für einen kurzen

Moment Ihr Gesicht in die Tropfen und lassen Sie einige davon in Ihren Mund fallen – wie schmeckt das Wasser? Verbinden Sie solche Sinnesübungen mit jeder Erledigung, die Sie machen.
Gehen Sie möglichst zu Fuß zur Arbeit. Wenn Sie mit Bahn oder Bus fahren, steigen Sie eine Station vor dem Ziel aus und gehen den Rest zu Fuß. Oder Sie parken Ihr Auto so, dass Sie noch zehn Minuten gehen können. So schaffen Sie sich ohne viel Aufwand eine Gelegenheit für solche Sinnesübungen und beginnen Ihre Arbeit wach und froh gelaunt.

Typgerechte Ernährung

Gutes Essen spielt im Leben von Bauch-Typen generell eine große Rolle. Die Freude daran wollen wir Ihnen auch nicht vergällen. Im Gegenteil: Wir wollen Ihnen zeigen, wie Sie lecker essen, dabei satt werden und – soweit nötig – trotzdem abnehmen können.

»Low fat« heißt nicht »no fat«

Wenn Sie Übergewicht haben, sollten Sie Fette sparsam verwenden – aber mehr noch kommt es auf die richtige Auswahl an.

- Ideal für Saucen und Salate ist kalt gepresstes Olivenöl. Auch Raps-, Lein- und Walnussöl sind gut geeignet.
- Fettreiche Meeresfische wie Makrele, Hering, Lachs enthalten wertvolle Omega-3-Fettsäuren, die Entzündungen in den Arterien vorbeugen, die Triglyzeride (siehe Seite 32) verringern und den Blutdruck senken. Auch Seefische wie Dorsch, Seelachs, Heilbutt, Scholle, Sardine, Rot- oder Goldbarsch und Süßwasserfische wie Forelle, Renke, Hecht, Barsch sind reich an gesunden Ölen.
- Zum Braten verwenden Sie am besten Erdnuss- oder Sesamöl. Beide können Sie hoch erhitzen, ohne dass sie verbrennen und dabei schädliche Stoffe freisetzen. Auch Butter können Sie in Maßen verwenden.

TIPP

Mit einem einfachen Trick können Sie abnehmen, ohne zu hungern: Essen Sie eiweißbetonte Kost. Denn Eiweiß wird im Körper nicht gespeichert – im Gegensatz zu Zucker und Fett, die in Depots abgelagert werden können, um jederzeit als Energiequelle zur Verfügung zu stehen. Eiweiß ist dagegen immer im Stoffwechsel aktiv, es wird sofort verarbeitet. Eiweißreich sind mageres Fleisch (möglichst in Bio-Qualität), Geflügel ohne Haut, Fisch, Milch und Milchprodukte, Hülsenfrüchte, Tofu, Nüsse und Mandeln.

- Meiden Sie Kokos- und Palmöl und gehärtete Fette (auch Margarine) sowie mit gehärteten Fetten hergestellte Fertigprodukte (industriell hergestellte Backwaren, Instantsaucen und -suppen).

Und was ist, wenn Sie deftige Hausmannskost wie Kalbshaxe, Schweinebraten, Schnitzel mit Pommes und Kartoffelsalat lieben? Keine Sorge, darauf müssen Sie nicht komplett verzichten. Sie sollen sich ja Ihre Freude am Essen bewahren. Wenn die Zutaten von guter Qualität sind und Sie gesunde Zubereitungsarten wählen, können Sie Ihre Leibspeisen ruhig öfter mal genießen:

- Pommes aus frischen Kartoffeln können Sie wunderbar in einer beschichteten Pfanne braten – dann brauchen Sie einen Bruchteil des Fettes, den ein Schnellimbiss verwendet!
- Kalbshaxe oder Schweinebraten können Sie mit nur dünnem oder ganz ohne Fettrand zubereiten.
- Für Kartoffelsalat verwenden Sie keine Mayonnaise, sondern Petersilie, Schnittlauch, Brühe und Gewürzgurken als Salatsauce.

TIPP

Sie lieben Nachspeisen? Dann probieren Sie doch mal Südfrüchte anstelle von Mousse au chocolat. Sehr lecker und überhaupt kein Dickmacher ist Zitronensorbet oder ein frischer Zitrusfrüchte-Teller. Wenn Ihnen das zu sauer ist, greifen Sie zu Granatapfel, Kumquats, Physalis, Passionsfrucht, Mango oder Papaya. Das sorgt für Abwechslung und schmeckt köstlich!

Achten Sie auf den glykämischen Index

Alle Kohlenhydrate werden mithilfe von Enzymen im Darm zu Einfachzuckern abgebaut und gelangen in dieser Form ins Blut. Wie schnell das geschieht, ist abhängig davon, wie die Kohlenhydrate innerhalb des Lebensmittels »verpackt« sind. Sind sie zum Beispiel mit einem hohen Anteil an Ballaststoffen verbunden, dauert es relativ lange, bis sie im Dünndarm in Einfachzucker aufgespalten worden sind. Dann steigt der Blutzuckerspiegel nur langsam an. Das bedeutet: Diese Lebensmittel haben einen niedrigen »glykämischen Index«. Auch Fett bremst die Aufnahme der Zucker, weil es die Entleerung des Magens verzögert. Deshalb schießt der Blutzucker nach einem Stück Schokolade oder einer Kugel Eiscreme längst nicht so schnell in die Höhe wie nach einem Glas Limonade.

Neben Zucker und Süßigkeiten wird auch Stärke – zum Beispiel in Kartoffelbrei – schnell verarbeitet und lässt den Blutzucker rasch ansteigen. Das bedeutet, dass schlagartig viel Insulin ausgeschüttet werden muss, damit die Zellen den Zucker verarbeiten können. Solche überschießenden Insulinreaktionen sind ebenso nachteilig

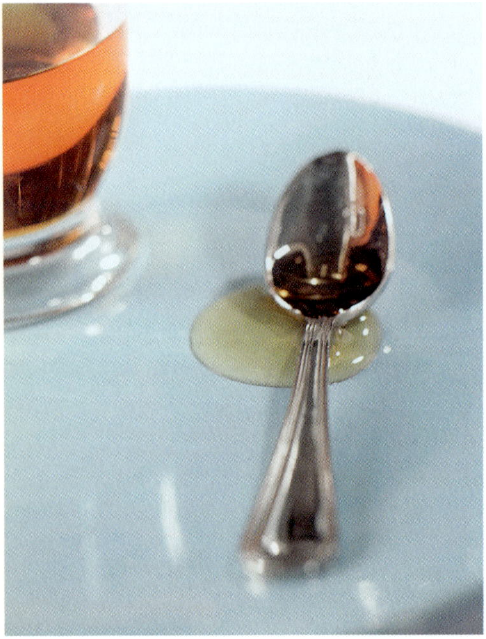

Verwenden Sie für Süßspeisen Agavendicksaft: ein köstliches, gesundes Süßungsmittel.

wie ein ständig überhöhter Insulinspiegel. Beides führt dazu, dass die Zellen unempfindlicher gegen Insulin werden, was einer Insulinresistenz und somit Typ-2-Diabetes Vorschub leistet. Achten Sie also darauf, dass Sie möglichst viele Lebensmittel mit niedrigem glykämischem Index essen. Dazu gehören:

- Obst: Äpfel, Aprikosen, Birnen, Grapefruit, Orangen, Mandarinen, Kirschen, Pfirsich, Pflaumen, Heidelbeeren, Himbeeren.
- Gemüse: Auberginen, alle Blattsalate, Brokkoli, Chicorée, grüne Bohnen, Gurken, Hülsenfrüchte, alle Kohlsorten, Mangold, Paprika, Pilze, Radieschen, Rettich, Sellerie, Sojabohnen, Sojasprossen, Spinat, Tomaten, Zucchini, Zwiebeln.
- Milch und Milchprodukte wie Joghurt, Quark, Buttermilch, Dickmilch, Käse.
- Dunkle Schokolade (mit einem Kakaoanteil von 70 Prozent oder mehr), Agavendicksaft.
- Getreideprodukte wie Bulgur, Buchweizen, Vollkornbrot, Vollkornmüsli, Vollkornnudeln, Vollkornreis, Hartweizengrieß, Hartweizennnudeln, Quinoa, Haferflocken, Hirse.

Meiden Sie alle Lebensmittel mit hohem glykämischem Index. Dazu gehören beispielsweise:

- Gemüsegerichte wie gebackene Kartoffeln, Kartoffelbrei aus der Tüte, Pommes frites.
- Getreideprodukte wie Cornflakes, Crispies, gezuckerte Getreideflocken und alle industriell hergestellten Frühstücks-Cerealien, Maisstärke, geschälter Reis, Reiswaffeln.
- Backwaren aus Weißmehl wie Bagel, Baguette, Brötchen, Croissant, Gebäck, Waffeln, Muffins.
- Limonaden und Colagetränke (ausgenommen Light-Produkte), industriell produzierte Fruchtnektare, weißer und brauner Haushaltzucker, Honig, Ahornsirup, Fruktose, Maltose, Dextrose, zuckerhaltige Marmelade und Obstkonserven.

Kräutern statt salzen

Falls Sie zu den »salzempfindlichen« Menschen (siehe Seite 33) gehören, bei denen der Blutdruck allein dadurch absinkt, dass sie weniger Salz konsumieren, sollten Sie mit Salz geizen.

- Verbannen Sie Salzstreuer, flüssige Würze und Instantbrühe aus Küche und Esszimmer und richten Sie alle Speisen mit frischen oder getrockneten Kräutern an.
- Würzen Sie Salat nur mit gutem Balsamicoessig und einigen Tropfen feinem Olivenöl statt mit salzhaltigem Dressing.
- Ersetzen Sie Salz durch exotische Gewürze mit starkem Eigengeschmack, wie Curry, Chili, Paprika, Knoblauch, Nelken, Muskat, Kreuzkümmel, Ingwer, Pfeffer und Kardamom.
- Meiden Sie Tiefkühlkost und Fertiggerichte – sie sind immer gesalzen. Fragen Sie beim Bäcker nach salzarmen Brotsorten.
- Ersetzen Sie natrium- und chloridhaltiges Mineralwasser durch natriumarme Sorten oder trinken Sie einfach Leitungswasser.
- Essen Sie möglichst selten gepökeltes Fleisch und marinierte oder in Salz eingelegte Fische.
- Statt Chips, Erdnussflips, Salzstangen oder gesalzene Nüsse naschen Sie zum Fernsehen lieber einen Früchte-Cocktail.

GU-ERFOLGSTIPP HAFER – EIN ALLESKÖNNER

Wenn Sie gefährdet sind, an Diabetes zu erkranken, wenn Sie bereits Diabetes oder ein metabolisches Syndrom (siehe Seite 40) haben oder wenn Sie einfach nur abnehmen wollen, sollten Sie mindestens ein- oder zweimal pro Woche eine Hafermahlzeit essen. Hafer kann den Insulinbedarf deutlich senken und die Insulinresistenz der Zellen (siehe Seite 82) bessern. Das haben Studien gezeigt, bei denen beobachtet wurde, wie sich der Insulinbedarf verändert, wenn die Probanden an zwei Tagen hintereinander die englische Nationalspeise Porridge (Haferbrei) essen – je nach Vorliebe wahlweise in der süßen oder herzhaften Variante. Zwei, drei und sieben Tage sowie vier Wochen später wurde die Insulinresistenz gemessen. Das Ergebnis: Am zweiten und dritten Tag war sie um 40 bis 50 Prozent, nach einer Woche um 30 Prozent und selbst nach vier Wochen immer noch um 20 Prozent vermindert. Wie dieser Effekt zustande kommt, ist noch unklar.

Obst und Gemüse: »Five a day«

Von dieser Regel haben Sie sicher schon gehört: Fünfmal am Tag sollten Sie Obst oder Gemüse essen, insgesamt 600 bis 700 Gramm. Sie liefern wichtige Vitamine, Mineralien und Spurenelemente, die der Körper für seine Stoffwechselvorgänge braucht. Manche helfen sogar, freie Radikale abzufangen. Das sind schädliche Stoffe, die Ablagerungen in den Blutgefäßen fördern können und somit gerade bei Bluthochdruck unerwünscht sind. Obst und Gemüse enthalten wichtige Antioxidanzien, die verhindern, dass die freien Radikale die empfindliche Innenwand der Blutgefäße angreifen und die daraus folgende Entzündungsreaktion entfachen können. Außerdem enthalten gelbe, rote und grüne Gemüsesorten Pflanzenschutzstoffe (zum Beispiel Polyphenole), die die körpereigenen Abwehrkräfte fördern und den Fettstoffwechsel anregen, was für Herz und Kreislauf ebenfalls günstig ist.

Sie können die fünf Portionen zum Beispiel so über den Tag verteilen: Zum Frühstück mischen Sie Obst mit Joghurt oder Müsli oder machen sich einen Obstsalat. Zwischen Frühstück und Mittagessen trinken Sie ein Glas Frucht- oder Gemüsesaft (gegebenenfalls mit Wasser verdünnt). Zum Mittagessen gibt es Gemüse als Beilage oder Hauptgericht oder einen großen Salatteller. Nachmittags trinken Sie wieder Obst- oder Gemüsesaft. Abends gönnen Sie sich eine Portion Salat, Rohkost oder nochmals Obst. Übrigens: Rote-Bete-Saft können Sie ruhig öfter trinken; er senkt den Blutdruck (siehe GU Erfolgstipp Seite 68).

TIPP

Als Bauch-Typ brauchen Sie knackige Kost. Denn je mehr Sie zu kauen haben, desto bewusster essen Sie. Wenn Sie Rohkost nicht mögen, können Sie das Gemüse ein bis zwei Minuten in Salzwasser blanchieren, dann ist es leicht angegart, bleibt aber bissfest. Dafür eignen sich nicht nur Möhren und Kohlrabi, sondern ebenso Blumenkohl, Brokkoli, Weiß- und Rotkohl, Paprika, Rote Bete, Sellerie oder Zucchini.

Zwischenmahlzeiten – besser nicht!

Als Bauch-Typ, der gern etwas schnabuliert, sind Sie für Zwischenmahlzeiten besonders empfänglich. Gerade dieses »Hüftgold« sollten Sie jedoch meiden und sich auf drei Hauptmahlzeiten täglich konzentrieren. Bis Sie sich daran gewöhnt haben und für gelegentliche Heißhungerattacken helfen folgende Tricks:

› Essen Sie eine Stunde vor dem Mittag- oder Abendessen ein Stück Obst. Äpfel – vor allem die alten Sorten wie Cox Orange, Finkenwerder Herbstprinz, Boskop, Renetten, Gravensteiner, Ingrid Marie, Celler Dickstiel, Klarapfel oder Goldparmäne –

sind wahre Alleskönner: Sie enthalten wertvolle Mineralien und Vitamine, sie sättigen und senken auch noch den Blutdruck!

- Trinken Sie etwas, anstatt sich einen Snack reinzuschieben. Am besten eine Tasse Chai – indischen Gewürztee, den Sie in vielen Variationen (etwa mit Ingwer, Kardamom, Pfeffer, Nelken, Zimt oder Anis) im Teeladen bekommen. Der Tee wird 10 bis 20 Minuten gekocht; danach werden frische Milch und ein Löffel Honig hinzugefügt. Diese leicht scharfen Tees wirken wunderbar wärmend und kurbeln den Stoffwechsel an. Wenn Sie abnehmen wollen, lassen Sie die Milch weg und reduzieren den Honig.

Fasten und entlasten

Ein Fastentag pro Woche kann Wunder wirken, wenn Sie ihn über Monate einhalten und zur lieben Gewohnheit machen. Sie fühlen sich anschließend wunderbar leicht und gestärkt. Und Sie können regelrecht spüren, wie gut es dem Körper tut, sich regelmäßig einen Tag lang mal nicht mit Verdauen beschäftigen zu müssen.

Fasten bedeutet aber keineswegs, dass Sie gar nichts essen. Wenig soll es sein und sehr leicht. Und viel trinken ist angesagt. Also zum Beispiel ein Reis-Obst- beziehungsweise ein Reis-Saft-Tag (dreimal täglich 50 Gramm gekochter Vollkornreis plus ein bis zwei Pfund Obst bzw. ein Liter Obstsaft, mit zwei Liter Wasser verdünnt) oder ein reiner Obsttag (ein bis zwei Kilo Obst verschiedener Art, vorzugsweise wasserreiche Sorten wie Melonen, Erdbeeren, Himbeeren, Äpfel, Birnen, Orangen, Grapefruits). Reis schwemmt Flüssigkeit aus und wirkt so entstauend. Obst und Säfte sorgen für genügend Vitamine, bringen den Stoffwechsel in Schwung und erfrischen wunderbar. Auch Gemüsesäfte in allen Variationen sowie Brühe können Sie trinken.

Wichtig ist, dass dieser Fastentag zur Gewohnheit wird, denn damit geben Sie dem Organismus Gelegenheit, einmal in der Woche so richtig in den Abbau zu kommen: nicht einzulagern, sondern nur von dem zu zehren, was da ist. Dabei wird vor allem Fett verbrannt – genau das wollen Sie ja erreichen. Geschieht dies rhythmisch und regelmäßig, profitiert der Körper besonders davon, weil er sich dann auf diesen Prozess »einschwingen« kann.

TIPP

Essen Sie abends möglichst wenig und nach 19 Uhr gar nichts mehr. Üppige Gelage am Abend liegen Ihnen nachts schwer im Magen und machen Sie noch lange in den nächsten Tag hinein träge. Küren Sie lieber das Mittagessen zur größten Hauptmahlzeit: gern mit Vorspeise, Hauptgericht und Nachtisch. Knurrt der Magen vor dem Schlafengehen, können Sie ihn mit einem Apfel beruhigen.

Sport und Bewegung

Bewegung ist für Bauch-Typen besonders wichtig, sie ist das A und O, wenn es darum geht, Bauchfett loszuwerden. Das schmilzt nämlich nur, wenn Sie richtig ins Schwitzen kommen – dann verbrennt der Körper seine Fettreserven. Bewegung ist generell gut für Ihr Wohlbefinden. Sie bringt Sie in Schwung und verschafft Ihnen mehr Lebensfreude – allerdings nur, wenn sie Ihnen Spaß macht. Bewegung darf keine lästige Pflicht sein, die Sie nur Ihrer Gesundheit zuliebe auf sich nehmen. Sie sollen vielmehr Freude daran haben und spüren, dass Sie davon profitieren. Wählen Sie also eine Bewegungsform, die Sie wirklich mögen und auch möglichst täglich ausführen können.

Ein Ausdauersport wie Nordic Walking ist für den Bauch-Typ die ideale Bewegungsform.

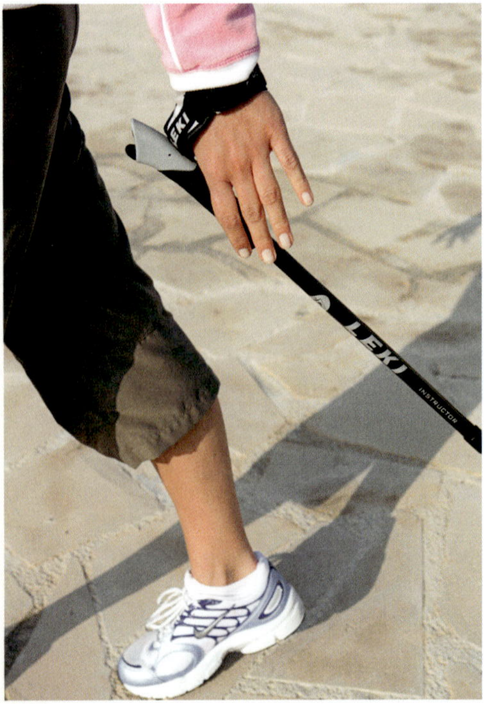

- Generell eignen sich alle Ausdauersportarten hervorragend für Bauch-Typen: Schwimmen, Skilanglauf, Joggen, Wandern, Nordic Walking, Fahrradfahren, Tanzen, Gymnastik. Aber auch ein schlichter Spaziergang ist gut, wenn Sie zügig ausschreiten und dabei ins Schwitzen kommen. Bedingt geeignet sind Reiten, Ski alpin, Kegeln, Tennis, Fußball und Handball.
- Auch Spiele, die Sie körperlich nicht zu sehr fordern, sind empfehlenswert: Volleyball, Faustball oder Prellball, Tischtennis, Billard, Golf. Wenn Sie mögen, können Sie sich im Fitness-Studio auch ein Kraftausdauertraining zeigen lassen. Aber zwingen Sie sich nicht in solche Einrichtungen, wenn Sie nicht wirklich wollen. Dafür sind Ihre Zeit und Ihr Geld zu schade.
- Wenn Sie Bewegung im Freien mit einer sinnvollen Tätigkeit verbinden, fällt sie Ihnen eventuell noch leichter: Nehmen Sie Nachbarskinder zu einer Naturwanderung mit, fahren Sie pflegebedürftige Menschen spazieren oder beteiligen Sie sich an einer Aufräumaktion in Wald und Flur. Wenn Sie sich mit Vogelstimmen gut auskennen:

Laden Sie Freunde und Bekannte zu einer Vogelwanderung ein (in Großstädten eignen sich auch große Friedhöfe dafür).

Wohltaten für den Körper

Bauch-Typen brauchen Reize von außen, um sich gut zu spüren und wach zu werden. Deshalb sind Meersalz-Rosmarin- oder Meersalz-Zitronen-Waschungen so angenehm (siehe Seite 88). Sie werden deutlich fühlen können, wie Ihre Spannkraft wächst und wie Sie frisch und munter in den Tag gehen.

WARUM BEWEGUNG DEN BLUTDRUCK SENKT

Vor allem Ausdauersportarten wirken sich direkt auf den Blutdruck aus. Denn in Ruhe sind nur etwa drei bis fünf Prozent der Kapillaren (siehe Seite 13) geöffnet, unter Belastung dagegen nimmt die Anzahl der offenen Kapillaren um das 30- bis 50-Fache zu und vergrößert die Gesamtoberfläche auf etwa das 100-Fache. Dadurch sinkt der Widerstand, gegen den das Herz das Blut in den Körper pumpt, und der Blutdruck sinkt.

Massage und Sauna

Als Bauch-Typ sollten Sie sich hin und wieder eine Massage gönnen, die weder zu sanft noch zu heftig ist. Sie soll vielmehr mit genau der Griffstärke ausgeführt werden, bei der Sie Ihren Körper gut spüren – vor allem an Rücken, Armen und Beinen. Viele Bauch-Typen blenden diese Bereiche einfach aus, als wären sie nicht vorhanden. Doch gerade in den Beinen ist ein gutes Gespür nötig: Mit ihnen sollen Sie sich ja fortbewegen! Wenn Unterarme, Hände und Füße kalt und gefühllos sind, kann eine Massage sie wieder »aufwecken« und bewusst machen.

Auch ein Besuch in der Sauna ist bestens dafür geeignet. Wählen Sie nicht gleich die Finnische Sauna mit 95 °C, sondern lieber die moderate Wellness-Sauna mit 65 bis 80 °C oder das Dampfbad. Duschen Sie danach kurz lauwarm und gehen Sie anschließend ins eiskalte Tauchbecken (vorausgesetzt, der Arzt hat nichts dagegen). Im Winter können Sie auch nach draußen gehen und nackt durch den Schnee laufen. Dieser Kältereiz aktiviert den ganzen Organismus. Die Haut wird lebendig – sie kribbelt und knistert geradezu. Für ein Rundum-Körpergefühl sorgt auch der skandinavische Brauch, sich in der Sauna oder unmittelbar danach am ganzen Körper mit Birkenzweigen abzuklopfen. Das soll nicht wehtun, aber durchaus spürbar sein. Anschließend ist der Körper gut durchpulst und die Haut wunderbar rosig!

TIPP

Grobes Meersalz enthält viele Mineralstoffe und Spurenelemente und wirkt durch seine Körnigkeit wie ein Peeling. Probieren Sie es einfach mal bei der Morgendusche aus: Tauchen Sie einen Waschhandschuh in Wasser mit Rosmarin- oder Zitronen-Badezusatz und wringen Sie ihn leicht aus. Geben Sie das Salz auf den Waschhandschuh und verteilen Sie es auf dem ganzen Körper. Dann spülen Sie das Salz erst mit lauwarmem Wasser und zum Schluss mit einem kalten Guss ab. Die Haut ist danach wunderbar durchblutet.

Wechselduschen

Bei einer Wechseldusche duschen Sie zunächst ganz normal, mit oder ohne Meersalzeinreibung (siehe links), aber auf jeden Fall mit einem erfrischenden Badezusatz (Rosmarin oder Zitrone, siehe Seite 100). Anschließend stellen Sie die Brause kurz auf Heiß, damit Ihnen richtig warm wird. Dann schrauben Sie den Duschkopf ab, sodass das Wasser als dicker Strahl aus dem Schlauch kommt, und drehen den Hahn auf Kalt – nicht nur lauwarm, sondern richtig kalt, bis zum Anschlag! Diesen Wasserstrahl führen Sie nun zügig über den ganzen Körper: Sie beginnen an der Außenseite des rechten Unterschenkels bis hinauf zur Hüfte und an der Innenseite wieder zurück, das Gleiche am anderen Bein. Dann die Außen- und Innenseiten der Arme, schließlich im Uhrzeigersinn kreisend über den Bauch und rund um die Brust. Zum Abschluss noch ein kurzer Guss mit den Händen oder direkt aus dem Schlauch übers Gesicht – fertig. Jetzt sind Sie richtig wach!

Alternativ können Sie die Brause auch mit Duschkopf über den Körper führen, aber etwas schneller und dreimal im Wechsel: heiß, kalt, heiß, kalt, heiß, kalt. Oder Sie bürsten den ganzen Körper mit einem Massagehandschuh oder Luffaschwamm ab – noch während der Dusche oder danach, bevor Sie ein Körperöl oder eine Bodylotion auftragen. Sie können die Haut nach dem Duschen und der Bürstenmassage auch noch mit Birkenöl einreiben; die Extrakte aus jungen Birkenblättern schwemmen überflüssiges Wasser und Stoffwechselschlacken aus dem Körper. Alle diese Reize wirken wunderbar erfrischend und wecken die Lebensgeister.

Öldispersionsbäder – Labsal für Körper und Seele

Normalerweise schwimmt ölhaltiger Badezusatz unweigerlich binnen Kurzem auf der Wasseroberfläche – Öl löst sich nun einmal nicht in Wasser. In einem Öldispersionsbad (Jungebad®) jedoch wird das Öl im gesamten Wasserkörper feinst zerstäubt. Dabei gehen Öl und Wasser eine Verbindung ein, die tagelang stabil bleibt. Ließe man das Wasser in der Wanne stehen, würden die Öltröpfchen erst nach einer Woche ganz langsam an die Oberfläche steigen. Möglich ist dies mithilfe einer Spezialapparatur, die 1937 von dem medizinischen Bademeister Werner Junge erfunden wurde und sich bei Physiotherapeuten bis heute großer Beliebtheit erfreut. Sie können die Apparatur auch zu Hause anwenden (Bezugsadresse siehe Seite 124).

Verwenden Sie für ein Öldispersionsbad nur feinstes naturreines Olivenöl mit speziellen ätherischen Ölen aus Heilpflanzen – je nach Ihren Bedürfnissen: Rosmarin aktiviert, Lavendel beruhigt, Rose umhüllt, Johanniskraut wärmt und stärkt die Nerven, Eisenhut lindert Schmerzen. Es gibt ungefähr 70 verschiedene Öle, die je nach Bedarf eingesetzt werden (Bezugsadresse siehe Seite 124).

Wohltaten für die Seele

Wenn Sie zum Phlegma neigen und sich am liebsten in den eigenen vier Wänden aufhalten, sollten Sie der Bequemlichkeit etwas entgegensteuern und sich neue Interessengebiete erschließen:

- Besuchen Sie kulturelle Veranstaltungen in Ihrer Umgebung, anstatt sich nur aus dem Radio oder Fernseher berieseln zu lassen.
- Studieren Sie das Kursangebot der Volkshochschule. Da findet sich für jedes Interessengebiet etwas.
- Lernen Sie ein Instrument spielen.
- Belegen Sie einen Kurs, bei dem Sie künstlerisch und handwerklich tätig sind: Zeichnen, Malen, Töpfern, Emaillieren, Basteln, Filzen, Sticken, Nähen, Teppichknüpfen, Weben, Stricken. Viele Floristen bieten auch Kurse im Blumenbinden oder Ikebana an.

Wenn Sie kreativ tätig sind, können Sie spüren, wie Sie dabei warm werden. Seltsam, aber doch erklärlich: Während Sie aktiv sind, bauen Sie körperlich ab, was Sie aus der Nahrung an Energiereserven aufgebaut haben – also nicht nur bei sportlicher Tätigkeit, sondern auch im aktiven Tun, das aus Ihrem Willen geboren wird. Denn die Intention Ihres Willens kann nur freigesetzt werden, indem Ihr Gehirn Zucker und Sauerstoff verbrennt.

TIPP

Sicher kennen Sie das: Sie haben große Pläne, halten sie nicht ein und ächzen anschließend: »Ach, wenn ich doch nur könnte, wie ich wollte ...« Gewöhnen Sie sich das Gegenteil an! Nehmen Sie sich nur so viel vor, wie Sie realisieren können, und steigern Sie Ihr Pensum langsam. So haben Sie jeden Abend ein Erfolgserlebnis und planen den nächsten Tag gleich mit mehr Tatendrang und Vorfreude.

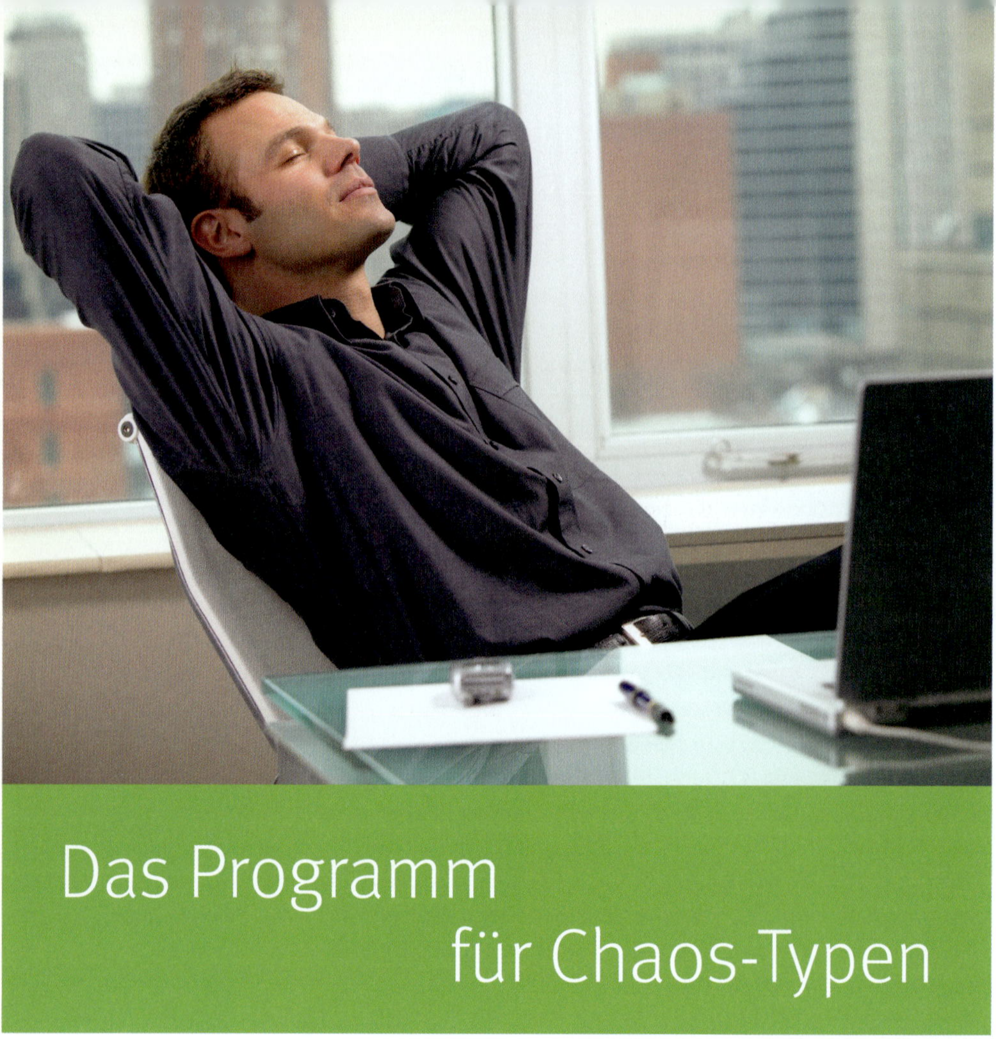

Das Programm für Chaos-Typen

Die Harmonie der Mitte ist es, die dem Chaos-Typ fehlt – im Gegensatz zum Stress- und Bauch-Typ, bei denen jeweils krankhaft gewordene Einseitigkeiten vorliegen. Es ist wie bei einer Wippe: Sie ist nur im Gleichgewicht, wenn sich beide Enden gleichermaßen in der Schwebe befinden. Der Chaos-Typ kann diese Mitte nicht halten, er neigt mal zum Stress-Typ, mal zum Bauch-Typ. Mit einer rhythmischen Lebensgestaltung lassen sich solche Einseitigkeiten behutsam ausgleichen.

Erfolgreiche Behandlungskonzepte

Erinnern Sie sich noch? Die beiden Beispiele für Chaos-Typen, Manuela S. und Jochen B., konnten ihren Blutdruck trotz der Medikamente nicht in den Griff bekommen. Erst als bei beiden die Grundursachen für die starken Blutdruckschwankungen erkannt waren, bewirkte das heilsame Veränderungen.

Beispiel 5: Manuela S.

Manuela S. (siehe Seite 41) kommt mit ihrem vier Monate alten Baby ins Krankenhaus, obwohl sie das eigentlich nicht wollte. Doch ihr besorgniserregender körperlicher Zustand mit dem erheblichen Untergewicht erfordert es. Zu Hause ist alles geregelt: Ehemann und Schwester kümmern sich um den Haushalt und die beiden anderen Kinder. Manuela S. kann loslassen.

Die erste Vereinbarung mit den Ärzten lautet: abstillen. Die Problematik hat in der Schwangerschaft angefangen und sich in der Stillzeit noch verschlimmert. Solange sich Manuela S. so intensiv ihrem Baby zuwenden muss, wird sich daran nichts ändern. Da sich ihre Unruhe direkt auf das Kind überträgt, kann in den Tagesablauf keine Ruhe kommen. Sie muss wieder zu sich finden.

Aus schulmedizinischer Sicht wäre Manuela S. ein klassischer Fall für die Behandlung mit einem Betablocker und einem Mittel gegen Depressionen. Aber würde sie auf diese Weise ihre Mitte wiederfinden? Nein. Also probieren es die Ärzte auf andere Weise und greifen tief in die Schatzkiste der Anthroposophischen Medizin (siehe Seite 110). Manuela S. bekommt dreimal täglich Stibium D6 als Infusion, Aurum D10 als Spritze morgens in die Vene, Hyoscyamus D6 als Tropfen dreimal täglich, Bryophyllum Urtinktur als Tropfen dreimal täglich und Galenit D4 als Pulver dreimal täglich. Alles zusammen soll dazu beitragen, die Nerven zu beruhigen, den Herzschlag zu verlangsamen und die Entspannung zu fördern. Am Anfang

RHYTHMUS PRÄGT UNSER LEBEN

Unser Organismus lebt durch rhythmische Prozesse: Atmung, Herzschlag, Verdauung, aber auch die Produktion von Botenstoffen und sämtliche Stoffwechselvorgänge unterliegen bestimmten Rhythmen. Wer ständig gegen die natürlichen Rhythmen lebt, wird krank. Nicht ohne Grund sind viele Verdauungsstörungen auf unregelmäßiges Essen zurückzuführen. Viele medizinische Heilmethoden zielen deshalb darauf ab, die ordnenden rhythmischen Prozesse im Körper wieder anzuregen.

WAS IST GESUNDHEIT?

Gesundheit bedeutet nicht Abwesenheit von Krankheit, sondern mit sich und der Welt im Reinen zu sein:

- Mein Organismus kann Belastungen aushalten und ausgleichen.
- Meine Seele kann ihre Flügel weit ausspannen.
- Ich bin geistig rege und kreativ.
- Mein Körper ist unversehrt.

Der letzte Punkt ist dabei am unwichtigsten. Denn es gibt zahllose Menschen, die sich trotz Behinderung oder chronischer Krankheit gesund fühlen – solange die anderen Voraussetzungen erfüllt sind. Vielleicht verhilft Ihnen dies zu einer neuen Sicht auf Ihre eigene Gesundheit.

gelingt das noch nicht so gut. In der ersten Woche entsteht durch das Abstillen ein Milchstau, der alles noch schlimmer macht. Manuela S. kann kaum noch essen, sie hat keinen Appetit. Die Ärzte tauschen Hyoscyamus D6 gegen Hyoscyamus D3/Argentum D8, das unter die Haut gespritzt wird und sich auch bei Übelkeit bewährt hat.

Aber Manuela S. fühlt sich immer noch sehr hilflos. Da das therapeutische Malen (siehe Seite 122) sie stark aufwühlt, stellt die Therapeutin das freie Malen auf ein stärker strukturiertes rhythmisches Formenzeichnen um. Das führt Manuela S. in ein ruhigeres Atmen und bringt sie zur Ruhe. Heileurythmie und rhythmische Massage (siehe Seite 122) sowie Ganzkörpereinreibungen mit Solum-Öl tun ein Übriges. Der Blutdruck normalisiert sich, der Appetit kehrt zurück.

Die ängstliche Grundstimmung und das seelische Chaos jedoch bleiben. Die Ärzte beschließen deshalb, zusätzlich ein antidepressives Medikament zu geben (Citalopram). Da Manuela S. Sehnsucht nach ihrer Familie hat, wird die Therapie ambulant fortgesetzt. Gemeinsam mit den Ärzten entwirft Manuela S. einen Tagesablauf, bei dem sie ihren familiären Alltag gut bewältigen und immer wieder Ruhepausen einlegen kann. Zwei Wochen später hat sich die Situation deutlich gebessert. Manuela S. hat einen Psychotherapeuten gefunden, mit dem sie ihre Ängste bearbeiten und das Antidepressivum möglichst bald absetzen kann. Der Blutdruck hat sich bereits auf normale Werte eingependelt.

Beispiel 6: Jochen B.

Als Jochen B. (siehe Seite 42) ins Krankenhaus kommt, um herauszufinden, womit sich sein Blutdruck normalisieren lässt, steht am darauffolgenden Wochenende ein Konzert an. Diesen Termin zu streichen fällt ihm äußerst schwer; was er zugesagt hat, hält er

auch ein. Doch die Situation erfordert, dass er sein Versprechen an sich selbst ernst nimmt: etwas für sich zu tun. Schließlich ringt er sich dazu durch, das Konzert abzusagen.
Von den Medikamenten, die Jochen B. bisher eingenommen hat, setzen die Ärzte als Erstes den Betablocker (siehe Seite 108) ab. Den ACE-Hemmer (siehe Seite 107) nimmt er in niedriger Dosierung weiterhin ein. Außerdem verordnen die Ärzte anthroposophische Medikamente (siehe Seite 110): Cardiodoron®, Cuprum metallicum praeparatum D8 gegen die Schlafstörungen, Phosphorus D6 morgens zur Aktivierung des Stoffwechsels und mittags Aurum D10. Außerdem erhält er morgens nach dem Aufwachen und abends vor dem Einschlafen einen Herz-Salbenlappen mit Aurum/Lavandula comp. (siehe Seite 117). Diese Kompresse soll helfen, dass er ruhiger in den Tag und in die Nacht kommt, dass er diese Übergangssituationen bewusst gestaltet und erlebt. Morgens kombiniert er die Viertelstunde, die das Läppchen auf der Brust bleibt, mit einer Vorschau auf den Tag: Was steht an, was kann ich unternehmen, worauf muss ich achten? Abends hält er Rückschau auf den Tag: Was ist heute gewesen, wie fühle ich mich, was war gut, was verbesserungswürdig? Die 24-Stunden-Messung zeigt, dass der Blutdruck trotz des geordneten Tagesablaufs jedes Mal hochschießt, wenn seelisch etwas ans Licht kommt: wenn Jochen B. Unsicherheiten zugibt, Gefühle nicht mehr unterdrückt, sondern ausspricht und bearbeitet. Heileurythmie und rhythmische Massagen (siehe ab Seite 121) wirken ausgleichend, können aber das Gleichgewicht noch nicht herstellen.
Nach einer Woche drängt Jochen B. wieder nach Hause. Die Ärzte sind einverstanden – unter der Bedingung, dass er sich an folgende Abmachungen hält: Einmal am Tag in Ruhe und mit Genuss warm essen. Dabei auf ausreichend Bitterstoffe achten (siehe rechts) sowie auf eine fett- und fleischarme, aber aromatische und vielfältige Kost. Täglich eine halbe Stunde schnell gehen oder einen Sport treiben, an dem er Freude hat. Gemeinsam mit seiner Frau einen Jahresplan mit allen Terminen aufstellen und so einrichten, dass er sich zwischendurch immer wieder einige Zeit am Stück zu Hause aufhalten kann.

BITTERSTOFFE

Bitterstoffhaltige Nahrungsmittel wirken anregend und kräftigend: Chicorée, Radicchio, Rucola und Endivie als Salat sowie Orangen-, Zitronen- oder Limettenschale an Salat oder Saucen erzeugen im Körper eine angenehme Wohligkeit, ohne müde zu machen – genau das Richtige, um einen Chaos-Typ in Balance zu bringen.

TIPP

Sehen Sie doch einmal nach, was wir beim Stress-Typ für die Lebensweise empfohlen haben (siehe Seite 63). Dasselbe gilt für Sie! Es sind Hinweise, die aus der Hektik unserer Zeit herausführen und das Leben auf angenehme Weise entschleunigen.

Seit einem Jahr hält sich Jochen B. konsequent an diese Regeln. Sein Blutdruck hat sich damit komplett normalisiert, sein Alltag wird nicht mehr von seinem Terminkalender dominiert, sein Leben ist ruhiger und zufriedener geworden.

Achtsame Lebensweise

Wenn die Schwingungsfähigkeit verloren geht, hat das am wenigsten mit Veranlagung und Konstitution zu tun, sondern in erster Linie mit der Lebensweise. Und hier wiederum vor allem mit einer rhythmischen Lebensgestaltung. Beim Chaos-Typ ist diese am wichtigsten, sie ist jedoch auch für Stress- und Bauch-Typen, überhaupt für jeden Menschen von Vorteil. Denn Rhythmus trägt Leben, gibt Kraft, entlastet – nicht nur bei Bluthochdruck. Wenn Sie rhythmisch leben, stärken Sie Ihren Organismus grundlegend und beugen Krankheiten jeder Art vor. Diese sind ja meist nur ein Spiegel dafür, dass der Körper aus dem Rhythmus gefallen ist, dass sich Einseitigkeiten ausgeprägt haben und krankhaft werden.

Im Grunde ist es ganz einfach. Es genügt ein Vorgang, der täglich zur gleichen Zeit erfolgt: die Mahlzeiten, das Aufwachen oder Einschlafen, das Kaffeestündchen, der Spaziergang oder die Morgengymnastik. Dieser Vorgang sollte zu Ihrem persönlichen Lebensstil passen und Sie sollten ihn täglich etwa zur gleichen

RHYTHMUS UND TAKT SIND NICHT DASSELBE

Rhythmus bedeutet, dass sich etwas Ähnliches regelmäßig wiederholt: Jeden Morgen geht die Sonne auf, aber nicht an derselben Stelle. Und jeden Morgen frühstücken wir, aber nicht immer genau das Gleiche. Rhythmus ist variabel, elastisch, anpassungsfähig und damit lebensfreundlich. Der Takt dagegen ist die Wiederholung des Gleichen. Er ist starr, eintönig und insofern lebensfeindlich.

Die maschinelle Welt kennt nur den Takt: das Tuckern eines Motors, das Rattern einer Maschine, das Klopfen eines Presslufthammers. Der menschliche Körper kennt nur den Rhythmus, der Takt kann für ihn sogar tödlich sein: Es ist eine gefürchtete Komplikation, wenn der Herzschlag keine Elastizität mehr aufweist, sondern wie bei einem Motor gleichförmig im Takt erfolgt.

Uhrzeit wiederholen. Denn was Sie rhythmisch machen, wird zur Gewohnheit und fällt dadurch mit jedem Mal leichter. Rhythmus bringt Ruhe in einen hektischen Alltag, auch im Seelischen. Allein deshalb ist er für uns heute eine Lebensnotwendigkeit.

Gut schlafen, gut wach sein

Der Wechsel zwischen Schlafen und Wachen ist einer der wichtigsten menschlichen Grundrhythmen. Schlafen und Wachen sind wie Aus- und Einatmen, wie Geben und Nehmen, ein grundlegender Lebensrhythmus, dessen Geheimnisse bis heute noch nicht vollständig ergründet sind. Wo wir sind, wenn wir schlafen, kann niemand sagen. Wir wissen nur, dass im Schlaf die Gehirnströme auf »Stand-by«-Modus geschaltet sind, das Bewusstsein hat Empfangs- und Sendepause. Wir wissen auch, dass sich im Gegensatz dazu viele körperliche Vorgänge wieder einjustieren, dass eine Regeneration stattfindet. Eine gute Schlafkultur in der Nacht ist deshalb die Voraussetzung für eine gute Präsenz am Tag.

TIPP: So fühlen Sie sich besser ausgeruht

Wenn Sie als Chaos-Typ über unzureichenden Schlaf und Müdigkeit klagen, sollten Sie genau hinspüren: Können Sie schlecht schlafen oder werden Sie schwer wach? Sie merken schon: Das sind jeweils Einseitigkeiten, die dem Stress- und dem Bauch-Typ entsprechen. Und so bringen Sie die »Wippe« wieder in die Balance:

- Wenn Sie schlecht schlafen, versuchen Sie, tagsüber möglichst wach und konzentriert zu sein. Je mehr Sie am Tag Präsenz, Bewusstsein und Wachheit stärken, desto eher werden Sie abends von selbst müde und können gut schlafen. Spüren Sie, dass Ihre Konzentrationsfähigkeit tagsüber nachlässt, legen Sie eine kurze Pause ein, gehen an die frische Luft und atmen tief durch.
- Wenn Sie dagegen schlecht wach werden, gehen Sie eine bis zwei Stunden vor Mitternacht schlafen. Gestalten Sie die Zeit davor bewusst als ruhige Phase. Entwickeln Sie ein Einschlafritual: ein bestimmtes Musikstück hören, ein Bad nehmen, den Körper mit Lavendelöl einreiben, ein Buch lesen oder sich etwas vorlesen lassen. Ein sanfter Wechsel in den Schlaf vertieft die Nachtruhe, sodass Sie morgens wirklich frisch und ausgeschlafen sind.

So sorgen Sie für einen guten Schlaf

- Achten Sie darauf, dass Sie ausreichend schlafen und ungefähr zu einer bestimmten Zeit ins Bett gehen. Wenn möglich, sollten Sie spätestens um 23 Uhr im Bett sein. Denn der Schlaf von Mitternacht bis 3 Uhr ist am tiefsten und verschafft dem Organismus die größte Erholung.
- Essen Sie nach 20 Uhr nur noch wenig und wenn, dann leichte Kost, sonst können Sie nicht gut schlafen.
- Zappen Sie vor dem Schlafengehen nicht durchs Fernsehprogramm. Setzen Sie sich ein Limit: Um 22 Uhr wird der Fernseher ausgeschaltet, spätere Sendungen werden aufgezeichnet.
- Achten Sie darauf, dass Sie schön warm sind, wenn Sie ins Bett gehen, vor allem die Füße!
- Entwickeln Sie ein Einschlafritual, das Sie jeden Tag beibehalten. Diese rhythmische Wiederkehr stärkt und wirkt ausgleichend. Sprechen Sie zum Beispiel ein Gedicht, einen Spruch oder ein Gebet. Damit gleiten Sie mit guten Gedanken in den Schlaf.

TIPP

Versuchen Sie bei Ihrer Vorschau auf den Tag, das Geschehen sorgfältig ordnend durchzudenken:

- Was wird heute auf mich zukommen?
- Wer wird etwas von mir erwarten oder brauchen und worum handelt es sich dabei?
- Wann und wo werden meine Fähigkeiten gebraucht?

So kommen Sie heraus aus dem chaotischen Denken, werden ruhiger – und Ihr Blutdruck sinkt!

Und so gestalten Sie das Aufwachen

- Stellen Sie sich den Wecker eine Viertelstunde früher, als Sie aufstehen müssen. Bleiben Sie in dieser Zeit noch liegen und halten Sie eine Vorschau auf den Tag (siehe Tipp).
- Machen Sie sich dabei einen Plan: Wie lassen sich Vor- und Nachmittag bzw. Abend sinnvoll einteilen? Was dürfen Sie nicht vergessen? Je planvoller Sie handeln, desto weniger chaotisch verläuft der Tag.
- Nehmen Sie sich genügend Zeit für die Morgentoilette und frühstücken Sie in aller Ruhe.
- Fahren oder gehen Sie ohne Hektik zur Arbeit. Brechen Sie so auf, dass Sie fünf oder zehn Minuten vor der Zeit ankommen.

Die wundersame Kraft des Hexameters

Auch wenn es vielleicht lange her ist, seit Sie zum letzten Mal ein Gedicht rezitiert haben – Sie sollten es in Zukunft täglich tun. Und zwar ein Gedicht, das im Versmaß des Hexameters geschrieben ist. Eine Gruppe europäischer Rhythmusforscher fand nämlich her-

DIE HEILWIRKUNG ANTIKER DICHTUNG

Wenn im antiken Griechenland die Werke großer Dichter im Amphitheater deklamiert wurden, dauerte ein Vortrag oft vom frühen Morgen bis in die späte Nacht. Denn allein Homers »Odyssee« bringt es auf mehr als 10.000 Hexameter-Zeilen, die »Ilias« ist noch länger. Die Zuhörer folgten dem Vortrag in aller Ruhe: Atmung und Herzschlag schwingen sich nämlich auch beim aufmerksamen Zuhören in das ideale Verhältnis von 1:4 ein. Die Heldengesänge waren daher nicht nur kulturell, sondern auch gesundheitlich wertvoll. Ähnlich ist es mit gregorianischen Gesängen, deren kurze Note einen Herzschlag dauert und deren Längen in einem Atemzug gesungen werden. Ebenso kann das Singen von Mantren und vedischen Versen den Herzschlag normalisieren und den Blutdruck senken.

aus, dass dieses Versmaß dazu beiträgt, Herzschlag und Atmung in einem Verhältnis zu synchronisieren, wie es sonst nur im Tiefschlaf erreicht wird: 18 Atemzüge auf 72 Pulsschläge pro Minute. Das entspricht der optimalen Koordination von Herzschlag und Atem im Verhältnis von 4:1, dann ist der Herzrhythmus besonders harmonisch und der Blutdruck normalisiert sich.

Der Hexameter ist ein Versmaß in einem walzerähnlichen Rhythmus: 1-2-3, 1-2-3. Dabei liegt die Betonung immer auf der 1, die 2 und 3 sind unbetont: lang-kurz-kurz. Diese Einheit ist ein »Daktylus«, ein Hexameter besteht aus sechs Daktylen. Ein Beispiel: »Woge, du brausende rauschende, gern bin ich immer der Lauschende, // bin der von Fluten Umbrandete, froh in der Heimat Gelandete.«

Was den Hexameter so heilsam macht: Er kann nicht nervös, hastig oder stockend gesprochen werden, sondern erfordert das fließende, flüssige, aber nie gehetzte Rezitieren.

Täglich zehn Minuten ein Gedicht im Hexameter zu sprechen, ist also ratsam – Sie müssen es nicht auswendig können und dürfen ruhig ablesen. Im Folder am Ende dieses Buchs finden Sie ein geeignetes Übungsbeispiel. Wenn möglich, nehmen Sie einige Stunden bei einem Sprachgestaltungstherapeuten (siehe Seite 122). So lernen Sie die richtige Betonung. Wenn Sie das Rezitieren

TIPP

Wenn Sie gern singen, kommt Ihnen das besonders zugute. Singen stärkt die Atmung. Denn Töne produzieren wir nur beim Ausatmen und die Koordination zwischen Aus- und Einatmen erfolgt melodisch und damit auch rhythmisch. Beides wirkt sich positiv auf die Blutdruckregulation aus.

GU-ERFOLGSTIPP
FÜHREN SIE PROTOKOLL

Schreiben Sie eine Woche lang auf, wie sich Ihr Tagesablauf gestaltet. Führen Sie richtig Protokoll – über jede Minute! Dann sehen Sie genau hin: Wo klappt es bereits mit dem Rhythmus, wo gibt es Schwierigkeiten? Wie chaotisch ist Ihr Leben noch, wo können Sie eingreifen? So wird Ihr Leben allmählich in geordnetere Bahnen kommen.

regelmäßig und über mehrere Wochen oder Monate üben, werden Sie einen harmonisierenden Effekt auf Herzschlag und Blutdruck feststellen können.

Rhythmusspender

Besonders Chaos-Typen sollten Situationen meiden, die den Körper aus dem Rhythmus bringen. Dazu gehören anhaltende Anspannung, Misstrauen, Zukunftsangst und Lebensunsicherheit. Nun lassen sich solche Stress-Situationen nicht immer vermeiden. Aber wenn Sie darum wissen, können Sie bewusst gegensteuern und zum Beispiel in spannungsgeladenen Phasen den Tag noch rhythmischer gestalten. Gute Rhythmusspender sind vor allem regelmäßige Schlaf- und Wachphasen sowie Morgen- und Abendrituale (siehe Seite 96). Was außerdem hilft:

- Überprüfen Sie Ihren beruflichen und privaten Alltag: Wo läuft Ihnen leicht etwas aus dem Ruder? Wo sollten Sie ordnend eingreifen oder Abläufe besser strukturieren?
- Wenn Sie in einem Arbeitsprozess nicht gestört werden wollen, schalten Sie das Telefon auf Anrufbeantworter.
- Lassen Sie sich nicht zum Spielball der E-Mails machen. Schauen Sie nur zu festgelegten Zeiten in Ihren elektronischen Briefkasten, anstatt ständig auf Empfang zu sein.
- Hängen Sie ein »Do not disturb«-Schild an Ihre Zimmertür.
- Sorgen Sie für eine gepflegte Pausenkultur (siehe Seite 63). Wenn Ihnen das nicht gleich gelingt, machen Sie zumindest jeden Mittag eine halbe Stunde Pause und gehen an die frische Luft.
- Sorgen Sie dafür, dass die Mahlzeiten – vor allem im Familienkreis – von jeglicher Störung freigehalten werden.
- Lesen Sie Ihren Kindern oder Ihrem Partner beziehungsweise Ihrer Partnerin abends etwas vor.
- Verabreden Sie sich an einem bestimmten Abend der Woche mit Freunden, um gemeinsam etwas zu unternehmen.
- Halten Sie den Sonntag als Ruhetag ein. Machen Sie konsequent nichts, was mit Ihrer Arbeit zu tun hat. So können Sie wirklich abschalten und der Kopf ist am Montag frei für die Aufgaben der neuen Woche.

Typgerechte Ernährung

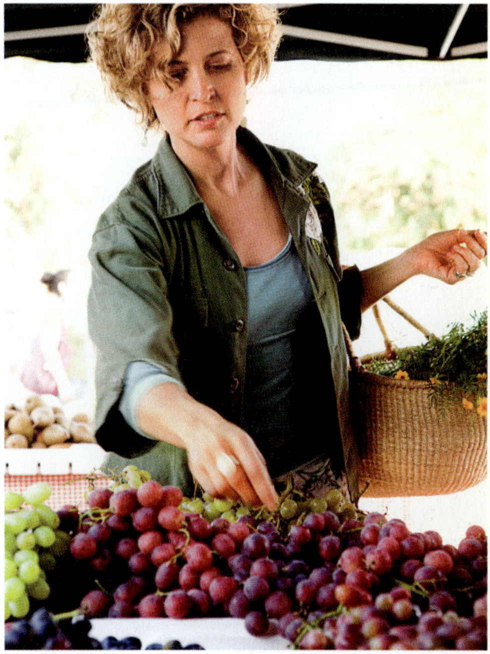

Als Chaos-Typ müssen Sie vor allem lernen, sich Zeit fürs Essen zu nehmen. Sie sollten also nicht zwischen Tür und Angel hektisch ein Sandwich verschlingen. Planen Sie den Tag von vornherein so, dass Sie zumindest genügend Zeit für ein Mittagessen haben.

- Gewöhnen Sie sich an, wenigstens einmal am Tag richtig zu essen: warm und lecker, aber nicht unbedingt viel! Das bringt Ruhe und Struktur in Ihren Tag. Ob der Schwerpunkt auf dem Frühstück, Mittag- oder Abendessen liegt, bleibt Ihnen überlassen.
- Essen Sie nicht einseitig – etwa jeden Mittag einen Salat oder Hamburger. Sorgen Sie vielmehr für eine abwechslungsreiche Mischkost, die jeden Tag etwas anderes bietet.
- Achten Sie bei den Lebensmitteln auf Qualität. Das Fleisch sollte nicht aus Massenproduktion stammen und stets frisch sein. Prüfen Sie beim Fischkauf, ob die Kiemen rot sind, nicht grau.
- Gehen Sie mit den Jahreszeiten und essen Sie nur Obst und Gemüse, das frisch geerntet vom einheimischen Markt kommt – am besten aus Bio-Anbau. So bekommen Sie ein neues Gefühl für den Rhythmus der Jahreszeiten.
- Halten Sie sich an die gute alte Regel des Sonntagsbratens: Einmal in der Woche ein deftiges Fleischgericht genügt. Mehr als zweimal wöchentlich Fleisch ist nicht ratsam.
- Freitags Fisch – auch das ist ein alter christlicher Brauch, den Sie allerdings nicht auf den Freitag beschränken müssen.
- Ideale Getränke sind Wasser, Kräutertee und ungezuckerte Säfte, besonders Rote-Bete-Saft (siehe GU Erfolgstipp Seite 68).
- Falls Sie zu den salzempfindlichen Menschen gehören, sollten Sie auf eine salzarme Kost achten (siehe Seite 83).
- Je nachdem, ob Sie eher zum Stress-Typ oder zum Bauch-Typ neigen, sollten Sie auch deren Ernährungstipps beachten.

Kaufen Sie nur saisonales Obst und Gemüse aus einheimischem Anbau.

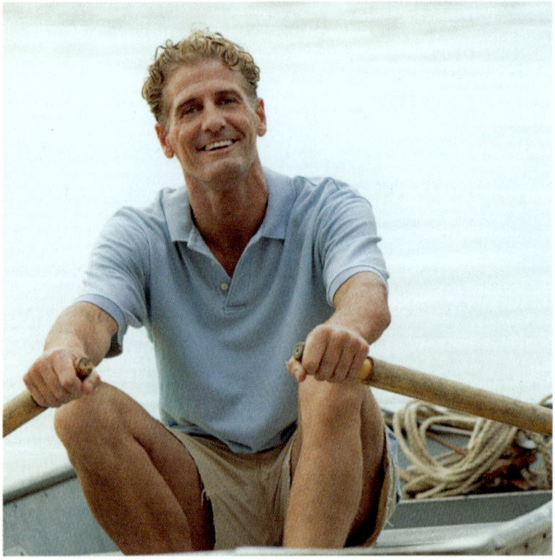

Für Chaos-Typen genau das Richtige: rhythmisches Rudern.

Sport und Bewegung

Sie ahnen es schon: Egal, wie Sie in Bewegung kommen, entscheidend ist, dass Sie es regelmäßig tun, wenn möglich immer am gleichen Wochentag zur gleichen Zeit. Es gibt viele Sportarten, die für Sie günstig sind, vor allem die rhythmusbetonten:

- Tanzen – und zwar Paartänze wie Walzer, Foxtrott, Rumba, Cha-Cha-Cha, Quickstep, Jive und die Krönung: Argentinischer Tango. Beim Tanzen können und müssen Sie alles hinter sich lassen und sich komplett auf den Partner und die Schritte konzentrieren. Das ist ideal, wenn Sie ansonsten aus Ihrer Arbeit kaum herausfinden.
- Nordic Walking – das rhythmische Gehen mithilfe von langen Stöcken. Ebenso Wandern – der angenehme rhythmische Wechsel von Gehen und Rasten.
- Rudern – ein Inbegriff für Rhythmus. Die Ruderschläge erfolgen in regelmäßigen Abständen, sind aber nicht identisch.
- Reiten – die rhythmischen Bewegungen des Pferdes übertragen sich auf Ihren Körper. Genießen Sie es!
- Segeln – ein Sport, bei dem Sie sich den Elementen öffnen (Wind, Wasser, Sonne), gleichzeitig aber auch hoch konzentriert sein müssen. Auf großen Yachten kommt noch Teamwork hinzu.
- Yoga – die perfekte Möglichkeit, die körperlichen Rhythmen durch Bewegungen und Haltungen zu harmonisieren, äußerlich wie innerlich ins Gleichgewicht zu kommen.
- Tai Chi und Qi Gong – jahrtausendealte Bewegungsarten, die rhythmisierend und regulierend auf alle Körpervorgänge wirken.

Wohltaten für den Körper

Achten Sie auch bei der Körperpflege möglichst auf eine rhythmische Abwechslung.

- Waschen Sie sich morgens mit Rosmarin-Badezusatz, um gut wach zu werden. Abends ist eher ein entspannendes Lavendelbad zu empfehlen. Doch hören Sie auch auf Ihre innere Stimme: Brauchen Sie im Moment eher etwas Beruhigendes wie Melisse, Baldrian, Rose, Lindenblüten oder etwas Aktivierendes wie Minze, Zitrone, Ingwer, Kampfer? Probieren Sie es einfach aus.

- Besonders angenehm am Abend ist eine Ganzkörpereinreibung mit Solum-Öl, dessen Hauptbestandteile Moorextrakt und Lavendel sind (Bezugsadressen siehe Seite 124). Beginnen Sie an den Beinen, lassen Sie die Arme folgen und reiben Sie dann mit sanften Bewegungen den Rumpf immer in Richtung Herz ein.
- Genehmigen Sie sich einmal in der Woche einen Entspannungsabend in der Sauna oder im Hamam, dem türkischen Bad mit Seifenmassage. Versuchen Sie, es wirklich regelmäßig zu tun.

TIPP

Boule ist eine wunderbar kontemplative Freizeitgestaltung, weniger rhythmisch zwar, aber ideal, um abzuschalten. Das geht nicht nur auf einem Sandplatz unter Olivenbäumen in Italien oder Frankreich, sondern genauso gut im Garten oder im Park.

Wohltaten für die Seele

Für Chaos-Typen ist es wichtig, auch seelisch immer wieder die Mitte zu finden. Diese Mitte lässt sich nicht festhalten, sondern ist ein Zustand, der ständig neu erarbeitet werden muss. Sie finden sie, indem Sie Ihren Alltag so gestalten, dass er ein ständiges Pendeln ist zwischen dem, was Sie selbst wollen, und dem, was andere brauchen. Es ist ein Wechsel zwischen Ichbezogenheit und Nächstenliebe, Autonomie und Fürsorge, wobei das selbstlose Geben im Gleichgewicht stehen muss mit dem Nehmen.

- Suchen Sie sich eine Aufgabe, die Sie innerlich ausfüllt: Engagieren Sie sich ehrenamtlich in der Gemeinde, bei einem sozialen Hilfsdienst, im Alters- oder Pflegeheim oder im Haus der Jugend. Legen Sie einen Garten an. Kümmern Sie sich um kranke Nachbarn oder helfen Sie einer alleinerziehenden Mutter bei der Kinderbetreuung. Es gibt unzählige Betätigungsfelder, wo Sie sich engagieren können und die Ihnen das Gefühl vermitteln: Hier werde ich gebraucht, hier tue ich etwas wirklich Sinnvolles.
- Im Wechsel damit kümmern Sie sich um sich selbst, pflegen Ihre Hobbys, sind für Ihre Familie da, schaffen sich ein Zuhause.

Freiheit und Sicherheit gewinnen

Wenn Sie Ihre Mitte finden, können Sie offen sein für andere Menschen, egal, wo Sie ihnen begegnen. Indem Sie den Tagesvorblick (siehe Seite 96) kultivieren, sind Sie so geistesgegenwärtig, dass Sie im richtigen Moment alle Register Ihrer Möglichkeiten ziehen können. Denn im Vorausdenken können Sie erkennen, was auf Sie zukommt, und sind nicht mehr hilflos dem Geschehen ausgeliefert. So entstehen Freiheit und Gelassenheit.

Umgekehrt sorgt eine Tagesrückschau dafür, dass Sie annehmen können, was ist, und nicht ständig mit dem Schicksal hadern. Die Mitte zwischen Vorausdenken und gedanklicher Rückschau wiederum ist Geistesgegenwart: Sie vermittelt Sicherheit – genau das, was ein Chaostyp und im Grunde jeder Mensch braucht.

AKZEPTIEREN, WAS IST

Mit einem Tagesrückblick treten Sie aus Ihrem inneren Chaos heraus in ein geordnetes Gegenüber, das Sie sich anschauen können: wohlwollend, wertschätzend, tolerant. Das Geschehen bleibt mit Ihnen verbunden, es gehört ja zu Ihnen. Aber Sie müssen es nicht ständig verändern, Sie können es auch mal akzeptieren, wie es ist.

Rückschau auf den Tag

Wenn tagsüber das Chaos herrscht, ist es besonders wichtig, dass Sie am Abend alles, was Sie erlebt haben und was Sie belastet, in sich zur Ruhe kommen lassen. Für einen solchen konzentrierten Tagesrückblick brauchen Sie höchstens zehn Minuten.

- Lassen Sie das Tagesgeschehen Revue passieren: Was haben Sie erlebt, wer hat was gesagt, worüber haben Sie sich aufgeregt?
- Lassen Sie Wut oder Freude ruhig noch einmal zu, aber bewerten Sie weder den Grund dafür noch Ihre Reaktionen.
- Erkennen Sie, was war, akzeptieren Sie es und legen Sie es dann in Ihrem inneren Schrank ab. Tür zu.

Wenn Sie jeden Abend einen solchen Tagesrückblick machen, werden Sie sich bald nicht mehr heillos in Ihren Fehlern verstricken, sondern erkennen, was gut war und was verbesserungswürdig ist, ohne dass Sie sich dafür schuldig fühlen. Schuldgefühle machen unfrei und sind fast immer überflüssig. Denn meistens gehören mehrere dazu, wenn etwas schiefgegangen ist.

Finden Sie Ihre Gesundheitsquellen

Gesundheit steht bei den meisten Menschen auf Platz eins ihrer Wunschliste. Aber was bedeutet es eigentlich, gesund zu sein? Die Weltgesundheitsorganisation WHO definiert Gesundheit als »Zustand völligen körperlichen, seelischen und sozialen Wohlbefindens«. Ein hoher Anspruch und eine utopische Definition, denn wann erreichen wir diesen Zustand je?

Da scheint das Bild des Kölner Psychiaters und Theologen Prof. Dr. Manfred Lütz schon realistischer: »Gesund ist ein Mensch, der mit seinen Krankheiten einigermaßen glücklich leben kann.« Die Lebenskunst, so Lütz, bestehe darin, auch bei Behinderung, Krankheit und Leiden Quellen der Freude und Lebenslust zu finden. Konkret: Wobei fühle ich mich wohl? Wann bin ich eins mit mir und meiner Umwelt? Bei welchen Anlässen kann ich mich freuen? Kurz: Was sind meine persönlichen Gesundheitsquellen, aus denen ich Lebensfreude und Zuversicht beziehe?

Dieses Prinzip der Salutogenese (*salus* = Gesundheit, *genesis* = Ursprung) breitet sich seit einigen Jahren immer weiter aus – und berührt Fragen, die für unser heutiges Gesundheitswesen ungewöhnlich sind. Dieses ist ja vor allem darauf ausgerichtet, Krankheit zu verhindern: mit Präventionsprogrammen, Impfungen und Tabletten, mit denen sich jedes Unwohlsein scheinbar wegdrücken lässt. Natürlich ist es sinnvoll, sich vor Krankheiten zu schützen. Nur: Prävention richtet den Blick immer auf die Krankheit, das Pathologische, Salutogenese auf das Gesunde. Krankheit und Gesundheit sind zwei Pole, zwischen denen wir uns ständig hin- und herbewegen. Sie sind beide immer nur subjektiv erlebbar, als Ergebnis individueller Eigenaktivität. Deshalb gibt es auch nicht *die* Gesundheit, sondern immer nur *meine* Gesundheit. Sie ist ein Mittel, um das eigene und das soziale Leben möglichst positiv gestalten zu können. Wie das geht? Indem Sie sich Ihre individuellen körperlichen, geistigen und seelischen Quellen der Gesundheit erschließen. Die körperliche Seite betrifft Bewegung, Ernährung und Lebensweise; die seelisch-geistige Seite können Sie herausfinden, indem Sie versuchen, mit sich und der Welt im Reinen zu sein: Fehler erkennen und zugeben zu können, ohne mit ihnen zu hadern; geistig beweglich und neugierig zu bleiben; Toleranz zu üben, zuhören und schweigen zu können und die Meinung anderer zu respektieren; kreativ zu sein, in welcher Form auch immer.

Insofern ist Salutogenese ein täglicher Übungsweg und wie Gesundheit selbst täglich neu zu erringen – genauso, wie sich der Blutdruck immer wieder von Neuem reguliert.

TIPP

Ein wunderbares Ritual ist es, ein paar Zeilen in ein Tagebuch zu schreiben, auch wenn es nur scheinbar banale Dinge sind. Ein Tagebuch geht niemanden etwas an, ihm können Sie alles anvertrauen. Sie werden sehen, wie wohltuend und befreiend solche Briefe an sich selber sind.

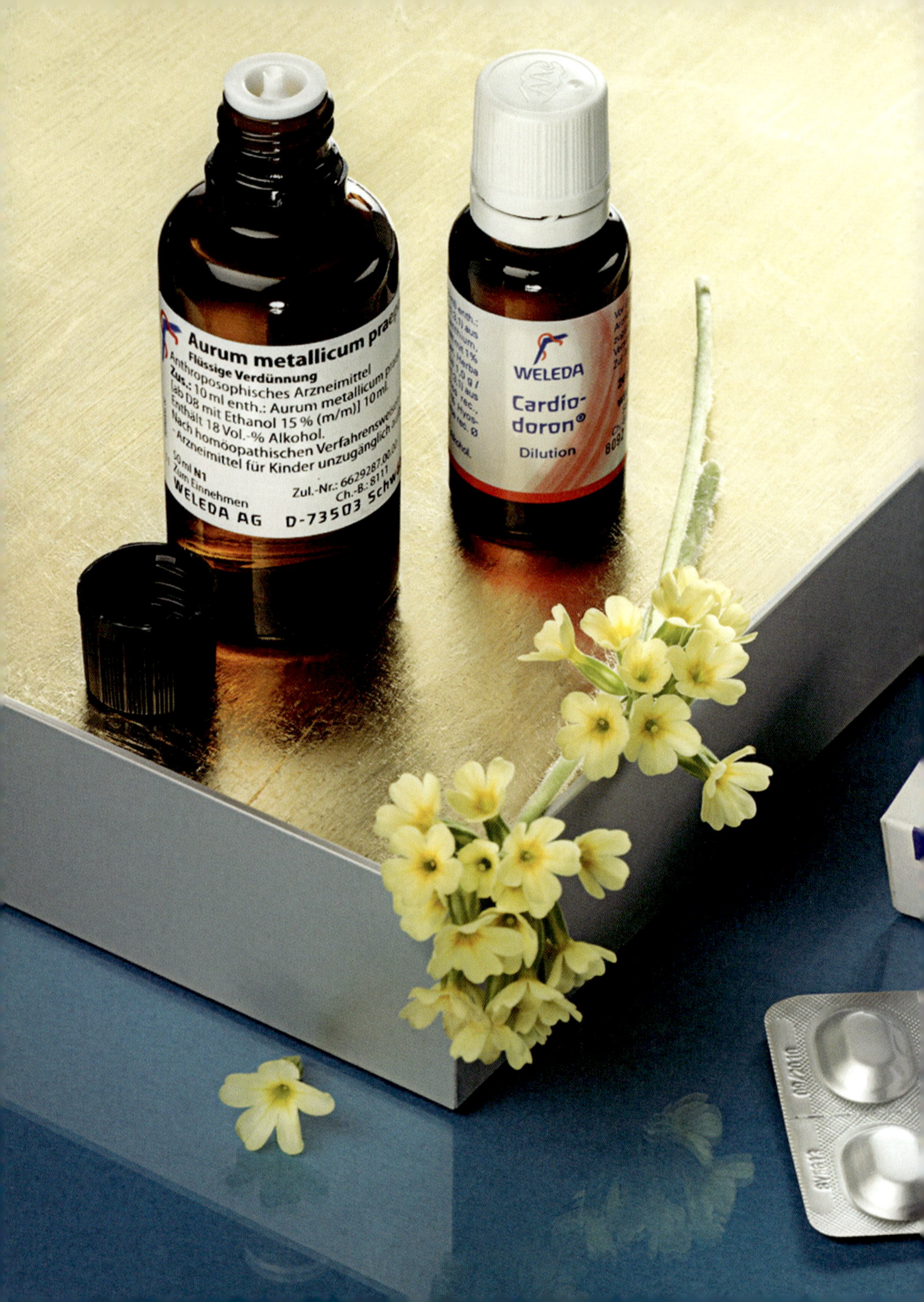
Aurum metallicum
Flüssige Verdünnung
Anthroposophisches Arzneimittel
Zus.: 10 ml enth.: Aurum metallicum
[ab D8 mit Ethanol 15 % (m/m)] 10 ml.
Enthält 18 Vol.-% Alkohol.
Arzneimittel für Kinder unzugänglich
50 ml N1
Zum Einnehmen
Zul.-Nr.: 6629287.00.00
Ch.-B.: 8111
WELEDA AG D-73503
WELEDA
Cardio-
doron®
Dilution

TYPENORIENTIERT BEHANDELT WERDEN

Hier erfahren Sie, welche blutdrucksenkenden Arzneimittel am besten zu Ihrer individuellen Konstitution passen. Das ist wichtig, um mögliche Einnahmefehler zu vermeiden.

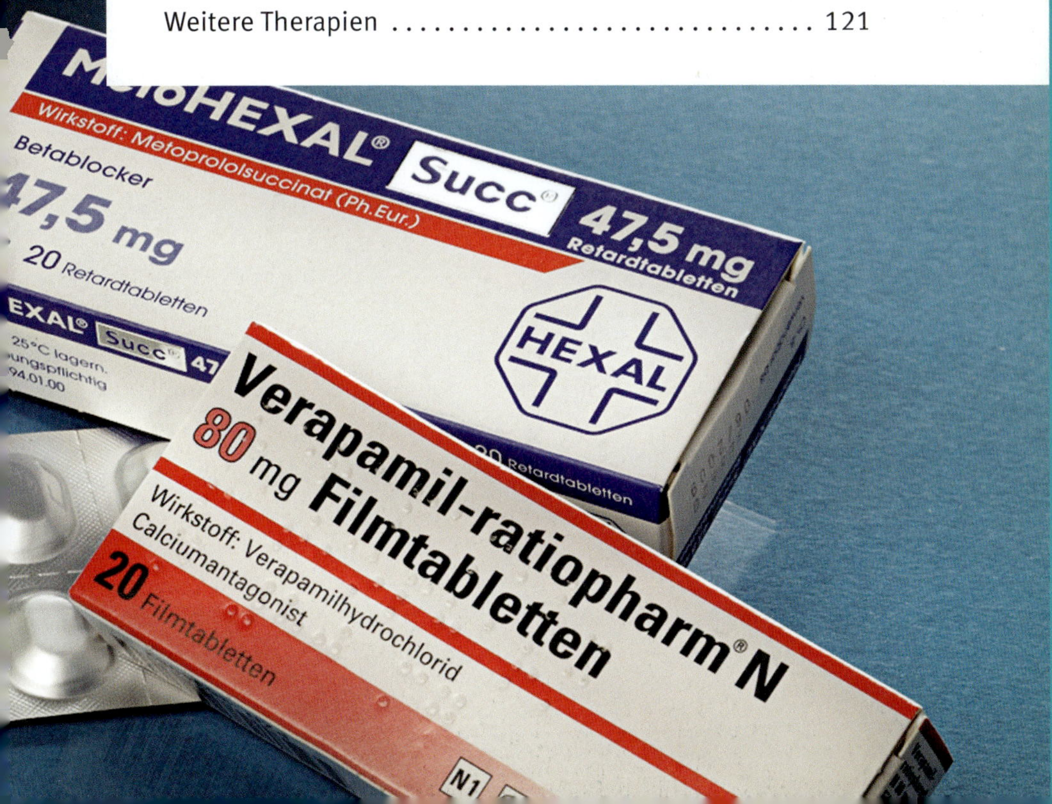

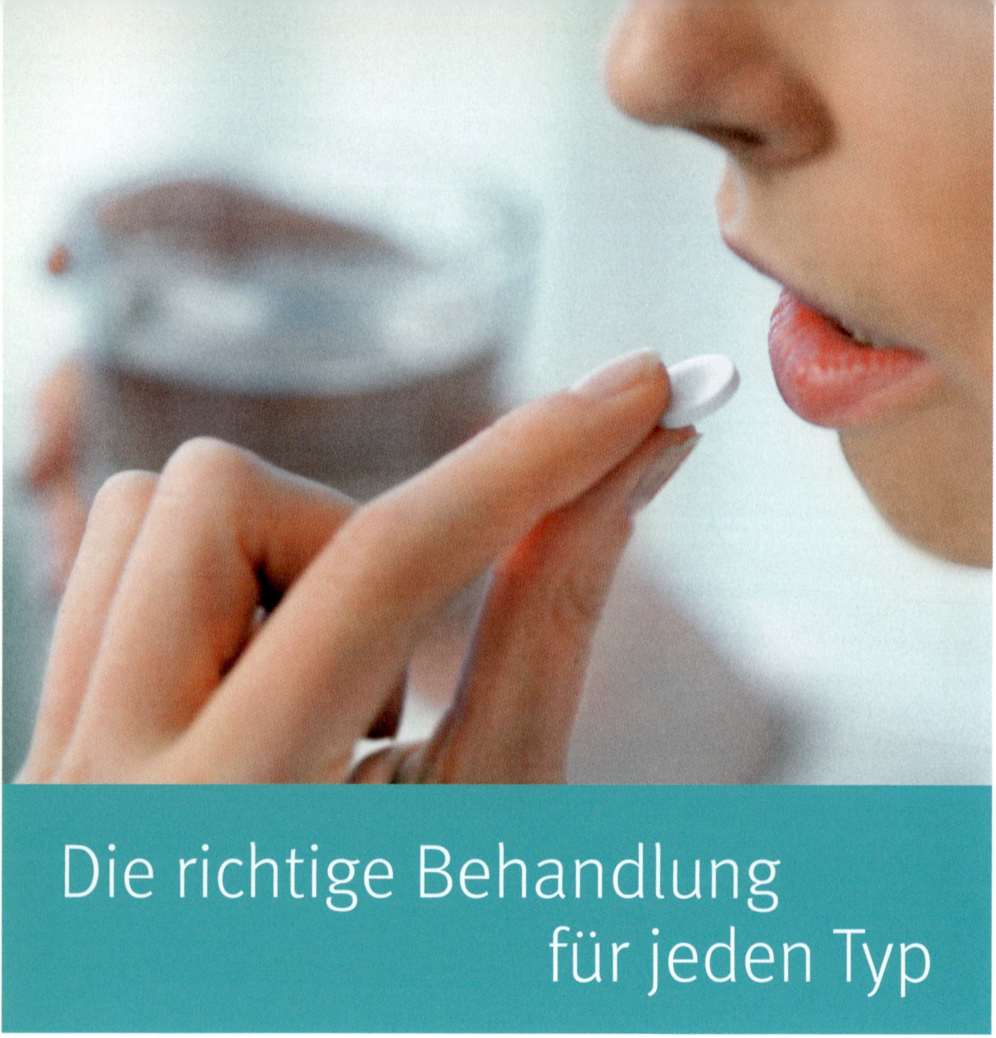

Die richtige Behandlung für jeden Typ

In Absprache mit Ihrem Arzt oder Ihrer Ärztin können Sie zunächst versuchen, Ihren Blutdruck mit dem typenorientierten Handlungsprogramm, das Sie im vorigen Kapitel kennengelernt haben, und mit unterstützenden naturheilkundlichen Medikamenten zu senken. Je besser es gelingt, auf diese Weise die Gesamtkonstitution zu verbessern, desto nachhaltiger wird dem hohen Blutdruck die Grundlage entzogen und Sie kommen vielleicht sogar ohne konventionelle Medikamente aus.

Konventionelle Medikamente

Wenn der Blutdruck nach drei bis sechs Monaten immer noch zu hoch ist, sollten Sie gemeinsam mit Ihrer Ärztin oder Ihrem Arzt überlegen, welches konventionelle Mittel sich am besten für Sie eignet. Aus naturwissenschaftlicher Sicht sind bei Bluthochdruck vor allem entwässernde Medikamente (Diuretika) und Betablocker die Mittel der Wahl. Diese können den Blutdruck wirkungsvoll senken und nachweislich vor Herzinfarkt und Schlaganfall bewahren. Doch das trifft nur auf einen Teil der Hochdruckpatienten zu. Andere kommen mit diesen Mitteln überhaupt nicht zurecht oder klagen über erhebliche Nebenwirkungen.

In der Tat, was bei dem einen sinnvoll ist, kann dem anderen womöglich sogar schaden. Wenn beispielsweise ein Stress-Typ mit Diuretika behandelt wird, kann ihm das sogar ein Nierenversagen bescheren, weil er im Allgemeinen wenig trinkt und die Blutmenge im Kreislauf deshalb gering ist. Es gilt also, das blutdrucksenkende Medikament gezielt auf Konstitution und Lebensumstände abgestimmt auszuwählen.

Generell sind alle schulmedizinischen Medikamente darauf ausgerichtet, bestimmte Stoffwechselvorgänge zu hemmen oder zu blockieren, um so Reaktionen zu unterdrücken, die den Blutdruck in die Höhe treiben. Um die Wirkung zu verstärken, werden die Einzelsubstanzen häufig auch miteinander kombiniert.

TIPP

Konventionelle Mittel lassen sich nicht nur niedriger dosieren, sondern oft sogar ganz einsparen, wenn es gelingt, den Blutdruck mit dem typenorientierten Handlungsprogramm und den passenden anthroposophischen Konstitutionsmitteln zu senken.

ACE-Hemmer

Zu dieser Gruppe von Medikamenten gehören zum Beispiel die Wirkstoffe Captopril, Enalapril, Lisinopril und Ramipril sowie weitere Vertreter mit der Endsilbe -pril. ACE steht dabei für »Angiotensin Converting Enzyme«, einen Eiweißstoff, der das Hormon Angiotensin I in seine wirksame Form Angiotensin II umwandelt. Dieses Hormon bewirkt, dass sich die Blutgefäße zusammenziehen. Wird die Umwandlung zu Angiotensin II gehemmt, tritt dieser Effekt nicht ein und die Blutgefäße – auch die herzfern gelegenen – bleiben weitgestellt. Dadurch verringert sich der Widerstand, gegen den das Herz das Blut in den Kreislauf pumpt, und der Blutdruck sinkt.

WICHTIG
Vor allem bei langfristiger Einnahme von ACE-Hemmern kann sich manchmal ein lästiger Reizhusten ausbilden. Wenn Sie häufig hüsteln und keine Erkältung vorliegt, fragen Sie den Arzt, ob Sie nicht besser Sartane einnehmen sollten (siehe Seite 110).

ACE-Hemmer gehören zu den meistverordneten Wirkstoffen bei hohem Blutdruck. Sie haben darüber hinaus nierenschützende Effekte und sind daher vor allem sinnvoll, wenn gleichzeitig ein Diabetes besteht, da ein langfristig erhöhter Blutzucker die Nieren schädigen kann.

Betablocker

Zu dieser Gruppe zählen Wirkstoffe wie zum Beispiel Atenolol, Bisoprolol, Carvedilol, Metoprolol, Nebivolol und Propranolol sowie weitere Substanzen mit der Endsilbe -olol. Betablocker gehören zu den ältesten und bewährtesten Mitteln bei hohem Blutdruck. Sie blockieren bestimmte Empfangsstellen (Rezeptoren) für die Botenstoffe Adrenalin und Noradrenalin, über die das sympathische Nervensystem den Herzschlag beschleunigt und den Blutdruck erhöht. In den Nieren bremsen Betablocker die Produktion des Hormons Renin, das die Blutgefäße engstellt. Sie wirken so entschleunigend auf das Herz und senken den Blutdruck.

Viele groß angelegte Studien haben gezeigt, dass Betablocker die Sterblichkeit verringern können – vor allem bei Herzrhythmusstörungen mit zu schnellem Herzschlag (Tachykardie), die nicht auf zu wenig Bewegung zurückzuführen sind. Auch wenn der hohe Blutdruck die Blutgefäße geschädigt und eine koronare Herzkrankheit oder womöglich bereits einen Herzinfarkt oder Schlaganfall verursacht hat, sind Betablocker sinnvoll. Wegen ihrer unerwünschten Wirkungen (zum Beispiel Impotenz oder Wahrnehmungsstörungen) sind sie bei Patienten jedoch wenig beliebt.

TIPP
Wenn Sie Diuretika einnehmen, sollten Sie dies vorzugsweise morgens tun, sonst müssen Sie nachts zu oft zur Toilette.

Diuretika

Zu dieser Gruppe gehören Wirkstoffe wie zum Beispiel Hydrochlorothiazid, Furosemid, Torasemid, Xipamid und Spironolacton. Hydrochlorothiazid wird häufig mit anderen blutdrucksenkenden Mitteln kombiniert (zum Beispiel ACE-Hemmern, Sartanen). Furosemid und Torasemid sind sogenannte Schleifendiuretika, die besonders stark entwässernd wirken, aber auch viele Salze ausschwemmen. Spironolacton ist ein kaliumsparendes Diuretikum, das bewirkt, dass die Nieren vor allem Kochsalz (Natriumchlorid) ausscheiden, aber nur wenig Kalium. Spironolacton wird vor allem bei gleichzeitig bestehender Herzschwäche eingesetzt, weil sich in Studien gezeigt hat, dass sich damit die Sterblichkeit besonders gut verringern lässt.

Alle Diuretika sind entwässernde Medikamente, die bewirken, dass die Nieren dem Blut mehr Salz und infolgedessen dem Gewebe mehr Wasser entziehen und ausscheiden. Diuretika dürfen bei hohem Blutdruck jedoch nur sehr niedrig dosiert werden, sonst schwemmen sie nicht nur Wasser, sondern zu viele Salze aus, insbesondere Kalium. Ein dadurch entstehender Kaliummangel im Blut kann Herzrhythmusstörungen fördern.

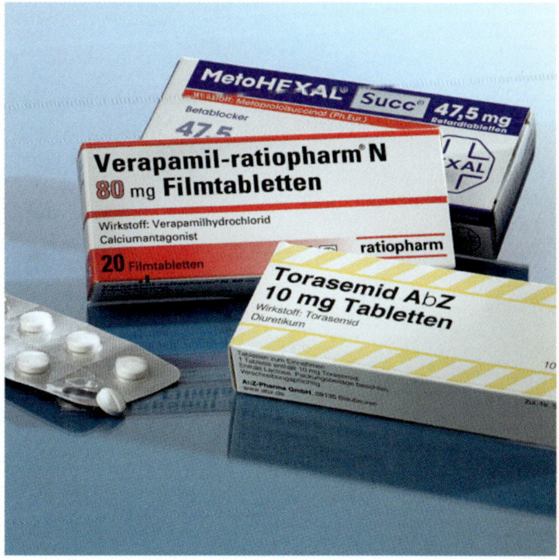

Konventionelle Medikamente unterdrücken auf unterschiedliche Weise Stoffwechselvorgänge, die den Blutdruck erhöhen.

Kalziumantagonisten

Zu dieser Gruppe gehören Wirkstoffe wie zum Beispiel Amlodipin, Diltiazem, Gallopamil, Nifedipin, Nitrendipin, Verapamil sowie weitere Substanzen mit der Endsilbe -dipin. Kaliziumantagonisten blockieren den Einstrom von Kalzium in die Muskelzellen, worüber normalerweise die Blutgefäße enggestellt werden. Wird der Kalziumeinstrom verhindert, bleiben auch die Blutgefäße erweitert und der Blutdruck sinkt. Die Wirkstoffe Diltiazem, Gallopamil und Verapamil verlangsamen gleichzeitig den Herzschlag, während ihn Nifedipin und andere -dipine eher beschleunigen, mit Ausnahme von Amlodipin und Nitrendipin sowie Nifedipin in retardierter Form (mit verzögerter Wirkstoff-Freisetzung). In Studien hat sich gezeigt, dass Amlodipin und Nitrendipin die Sterblichkeit an Herzinfarkt und Schlaganfall verringern können. Bei allen anderen Kalziumantagonisten ist dies nur dann der Fall, wenn sie zusammen mit weiteren blutdrucksenkenden Mitteln gegeben werden, zum Beispiel in Kombination mit ACE-Hemmern oder mit Diuretika.

WICHTIG

Nifedipin dürfen Sie bei hohem Blutdruck grundsätzlich nur in der retardierten Form einnehmen, weil es – wie Studien ergeben haben – sonst das Risiko für einen Herzinfarkt oder Schlaganfall sogar noch erhöht!

Sartane

Zu dieser Gruppe gehören Wirkstoffe wie Candesartan, Losartan, Telmisartan und Valsartan sowie weitere Substanzen mit der Endung -sartan. Sartane verhindern – auf andere Weise als ACE-Hemmer – die Wirkung des Hormons Angiotensin II, indem sie die Bindungsstellen für dieses Hormon besetzen. Dann bleiben die Blutgefäße weitgestellt und der Blutdruck sinkt.

Sartane sind fast genauso gut geprüft wie ACE-Hemmer und diesen deshalb ebenbürtig. Auch sie wirken sich günstig auf die Herzkraft aus, weshalb sie auch gut einsetzbar sind, wenn bereits eine Herzschwäche besteht. Außerdem können sie Folgeerkrankungen des hohen Blutdrucks wie Herzinfarkt, Schlaganfall und Nierenversagen verhindern, vor allem wenn gleichzeitig Diabetes besteht. Alle Sartane haben kaum Nebenwirkungen und sind daher besonders gut verträglich.

Anthroposophische Medikamente

Anthroposophische Medikamente sind darauf ausgerichtet, Einseitigkeiten in der Konstitution auszugleichen. Sie senken den Blutdruck meist nicht akut und schnell, sondern wirken eher im Sinne einer langfristigen Umstimmungstherapie. Diese Mittel sollten deshalb in der Regel zwei Monate lang eingenommen werden, bevor man erkennen kann, ob und wie nachhaltig sie wirken. Da sie jedoch so gut wie keine unerwünschten Wirkungen haben, spricht nichts gegen eine langfristige Einnahme, auch über Jahre. Bewährt hat sich dabei, die Medikamente rhythmisch zu geben – acht Wochen Einnahme wechseln sich ab mit vier Wochen Pause. Vielleicht wird Ihnen manches an diesen Medikamenten eigenartig vorkommen: Warum soll Meteoreisen die Willenskräfte stärken oder Phosphor Licht in den Organismus tragen und den Stoffwechsel aktivieren können? Wir wollen versuchen, Ihnen in den folgenden Beschreibungen zumindest die Grundcharakteristika zu vermitteln, die den Einsatz dieser Medikamente begründen. Vieles erschließt sich, wenn Sie sich darauf einlassen, eine Pflanze mit anderen Augen zu betrachten: Wuchs, Blattstellung, Gestalt der Blüte und andere Details sagen etwas aus über ihre

WICHTIG

Handeln Sie bei hohem Blutdruck nie auf eigene Faust, sondern sprechen Sie sich mit dem Hausarzt ab. Sollte er nicht respektieren, dass Sie versuchen wollen, den Blutdruck möglichst auf natürliche Weise zu senken, können Sie sich an einen naturheilkundlich orientierten Arzt wenden. Er wird Sie dabei unterstützen!

Anthroposophische Medizin

Für anthroposophische Ärzte bilden leibliches und seelisches Leben gemeinsam mit der Individualität des Menschen eine Einheit. Die drei Komponenten beeinflussen sich gegenseitig, was in der Diagnostik und Therapie berücksichtigt wird.

Die Anthroposophische Medizin speist sich aus drei Quellen: der naturwissenschaftlichen Medizin, einem ganzheitlichen Naturverständnis und geisteswissenschaftlichen Erkenntnissen über Seele und Sein des Menschen. Sie ist keine »Alternativmedizin« – sie will die konventionelle Medizin nicht ersetzen. Vielmehr setzt sie alles ein, was die naturwissenschaftliche Forschung an nützlichen Erkenntnissen bereithält: Medizintechnik, Laborkontrollen, Medikamente, Operationen, Intensivmedizin. Darüber hinaus bedient sie sich verschiedener Heilmittel aus der Natur. Nicht zuletzt betrachtet sie den Menschen in seiner Gesamtpersönlichkeit und in seinen Lebensbesonderheiten. Denn jeder Mensch ist einzigartig – und jede Behandlung ist es ebenfalls.
Therapeutisch nutzt die Anthroposophische Medizin sowohl Verfahren, denen sich der Patient passiv überlässt (etwa Massagen), als auch Methoden, die ihn als aktiv Handelnden mit einbeziehen. Dazu gehören vor allem die Kunsttherapien (siehe Seite 122) wie Sprachgestaltung, Musik, Malen, plastisches Gestalten sowie Eurythmie, Gesprächstherapie (Psychotherapie, Biographiearbeit), Ernährung, Bewegung, Physiotherapie und Entspannungsverfahren.
Die medikamentöse Therapie besteht zum einen aus anthroposophischen Arzneimitteln auf natürlicher Basis, deren Komposition durch die typischen Charakteristika einer Krankheit bestimmt wird. Zum anderen sind es Mittel, die sich an den individuellen Besonderheiten des Patienten orientieren und die Selbstheilungskräfte anregen. Welche Mittel der Arzt wählt, ob als Gesamtextrakt oder in einer homöopathischen Potenz, richtet sich nach Art und Verlauf der Erkrankung sowie nach Symptomen, Krankheitsdauer, Kräftezustand, Alter und vor allem nach der inneren und äußeren Aktivität des Patienten. Sofern es erforderlich ist, werden auch konventionelle Medikamente eingesetzt.

EINE MEDIZIN FÜR UNSERE ZEIT

Anthroposophische Medizin ist so zeitgemäß, weil sie den Menschen in seiner gesamten Persönlichkeit berücksichtigt. Patienten wollen nicht mehr nur auf ihre Krankheit reduziert werden, sondern als Partner des Arztes in die Therapie einbezogen werden: ein wichtiger Schritt in Richtung gesundheitliche Eigenverantwortung.

ZWEI MITTEL FÜR JEDEN TYP

Bei der Behandlung des hohen Blutdrucks ist es wichtig, die Schwingungsfähigkeit in der Blutdruckregulation aufrechtzuerhalten. Hierfür werden die Arzneimittel Cardiodoron® und Aurum metallicum praeparatum eingesetzt. Sie sind für alle drei Konstitutionstypen geeignet.

Eigenschaften und Besonderheiten. Daraus lassen sich – ähnlich wie bei Metallen und Mineralien – Qualitäten ableiten, die therapeutisch genutzt werden können.

Cardiodoron®

Cardiodoron® (rezeptpflichtig, als Tropfen und alkoholfrei als Cardiodoron® Rh Tabletten erhältlich) ist aus drei Pflanzen komponiert: Primel, Bilsenkraut und Eselsdistel. Außer Bilsenkraut, das aufgrund der darin enthaltenen Alkaloide einen zu schnellen Herzschlag verlangsamen kann, haben die Pflanzenextrakte keinen direkt fassbaren Bezug zum Herz-Kreislauf-System. Ihre Wirkung ist weniger stofflich begründet als vielmehr aus den jeweiligen Charakteristika und dem Wesen der drei Pflanzen. Primel, Bilsenkraut und Eselsdistel repräsentieren zwei Polaritäten und die ausgleichende Mitte und regen daher die ausgleichenden Kräfte des rhythmischen Systems (also von Herz und Kreislauf) an.

- **Die Primel** (Primula veris) ist mit ihrem angenehmen Duft und ihren hellgelben zarten Blüten ein typisches Symbol des Frühlings. Sie ist der Schlüssel zum Himmel und damit zum Licht, indem sie die wachstumsfördernde Kraft des Lichts repräsentiert, worauf auch ihr alter Name »Himmelsschlüssel« Bezug nimmt. Denn die Primel wächst weniger aufgrund der Wärme als durch die Kraft des Lichts: Sie blüht unmittelbar nach Abtauen des Schnees in noch sehr kaltem, feuchtem Boden. In ihr sammelt sich alle Lebenskraft, die sie in Form des Arzneimittels auch beim Menschen aktivieren kann.

  Zudem enthält die Primel Saponine, seifenähnliche Substanzen, die bewirken, dass sich Wasser und Luft mischen. Um diesen Vorgang geht es auch bei der Atmung, die eng mit der Herztätigkeit verknüpft ist: Gasförmiges und Flüssiges verbinden sich in den Lungenbläschen beim Gasaustausch, wenn Sauerstoff aus der Luft ins Blut aufgenommen und Kohlendioxid aus dem Blut in die Atemluft abgegeben wird. In den Kapillaren im Körper erfolgt die Abgabe des Sauerstoffs an das Gewebe und die Aufnahme des Kohlendioxids ins Blut. Über die Saponine kann die Primel diese Vorgänge anregen.

Die Primel – ein Frühlingsbote mit geballter Lebenskraft.

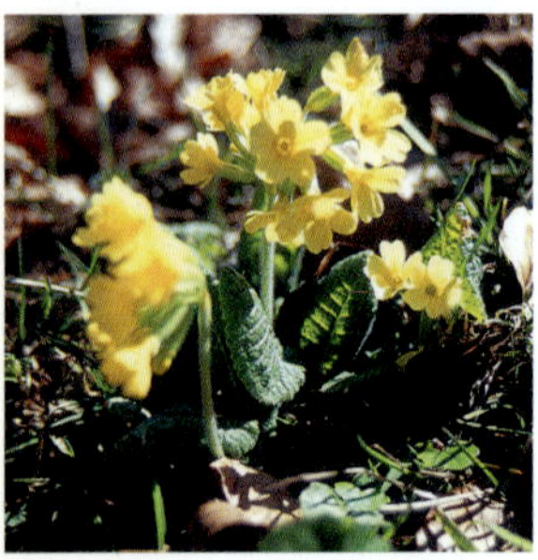

› **Das Bilsenkraut** (Hyoscyamus niger) bildet mit seinen Eigenschaften den Gegensatz zur lichten Primel. Es wächst am Rande der Zivilisation, auf Schutthalden und Mülldeponien. Die violettbraun geäderten Blüten verströmen einen unangenehmen Geruch. Damit stellt Bilsenkraut den irdischen Gegenpol zu den Himmelsschlüsseln dar und »erdet« deren Kräfte. Es zeigt einen deutlich gegliederten Aufbau von Blüte und Blatt, woraus eine stark rhythmische Anordnung der Samenkapseln entlang des Stängels resultiert, und hat daher eine hohe Affinität zum Herzen als rhythmisches System. Es enthält die Alkaloide Hyoscyamin und Scopolamin, die schon in kleinen Mengen krampflösend wirken, einen zu schnellen Herzschlag verlangsamen und einen erhöhten Blutdruck senken.

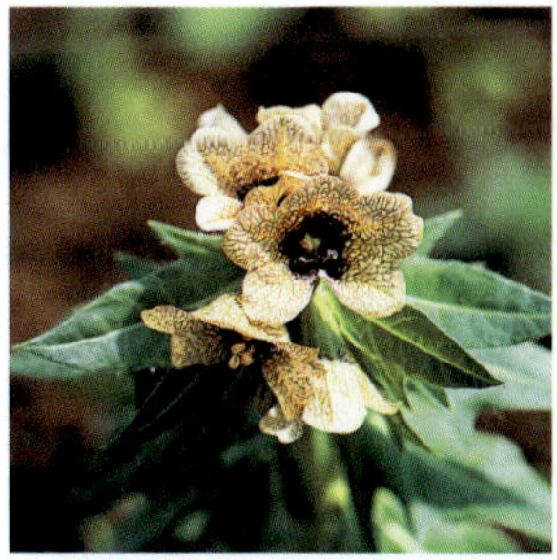

Blätter und Blüten von Bilsenkraut sind streng rhythmisch gegliedert.

› **Die Eselsdistel** (Onopordum acanthium) ist eine zweijährige Pflanze, die im ersten Jahr nur eine bodenständige Blattrosette über einer Pfahlwurzel ausbildet. Im zweiten Jahr wächst sie zu einer dekorativen, kandelaberförmigen Pflanze empor, die nicht selten eine Höhe von 2,5 Metern erreicht. In diesem Wachstum zeigt die Eselsdistel ihre starken Aufbau- und Vitalkräfte. Gleichzeitig werden starke Abbaukräfte erkennbar: In Bodennähe welken die großen Blätter früh, noch bevor die Pflanze blüht. Im Spätherbst bleibt von der silbrig-hellgrünen Schönheit nur noch ein braunes Gerippe übrig, das beim ersten Windstoß umfällt; die ehemals starke Pfahlwurzel ist völlig zersetzt.

Als Distel mit großen, spitzen und scharfkantigen Stacheln hat die Pflanze starke Formkräfte, wirkt majestätisch und abweisend. Gleichzeitig zieht sie durch ihre feingliedrige und ausdrucksvolle Gestalt und ihre purpurfarbenen zarten Blüten alle Blicke auf sich. Für Cardiodoron® werden nur diese Blüten verwendet, die die ganze Pflanze in ihren Eigenschaften repräsentieren, aber auch einen engen Bezug zur Seele haben, weil sie die Empfindungswelt ansprechen. Hier berühren sich Wachstums- und Seelenkräfte, indem Insekten und nektarsaugende Vögel von den Blüten sinnlich angezogen werden. Umgekehrt ist die Pflanze darauf angewiesen, dass die Tierwelt die Blüten bestäubt und damit die Fortpflanzung ermöglicht. Pflanze und Tier brauchen

Die Eselsdistel verfügt über starke Aufbau- und Formkräfte.

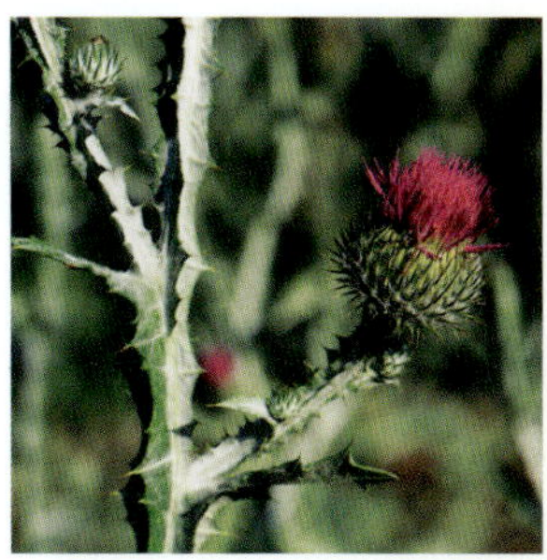

diesen Austausch und sind füreinander da. Auch im Herzen vereinigen sich diese beiden Qualitäten: Der Blutfluss als solcher ist Ausdruck des Lebens und wird reguliert über die Empfindungskräfte, die den Herzschlag beeinflussen. Die Blüten der Eselsdistel stärken mit den in ihr gebündelten Auf- und Abbaukräften das Zusammenspiel von Lebendigem und Seelischem und damit die rhythmischen Vorgänge im gesamten Organismus.

Aurum metallicum praeparatum (D6 bis D30)

Gold besitzt als Metall ähnliche Eigenschaften wie das Herz, das den rhythmischen Ausgleich zwischen größtmöglicher Konzentration des Blutes in den Herzkammern und größtmöglicher Ausdehnung bis hinein in die entferntesten Kapillaren schafft. Gold ist fast doppelt so schwer wie Blei und weist somit eine besonders hohe Dichte auf. Gleichzeitig lässt es sich wie kein anderes Metall zu einem Blättchen auswalzen, das dünner ist als ein zehntausendstel Millimeter, und aus einem Gramm Gold kann man einen zwei Kilometer langen Draht ziehen. Diese »Verwandtschaft« zwischen dem Herz als Organ und Gold als Metall lässt sich therapeutisch nutzen: Gold kann die Eigenschaften des Herzens, sich zusammenzuziehen und auszudehnen, verstärken und harmonisieren und unterstützt so die gesamte Kreislauffunktion.

WAS HEISST »METALLICUM PRAEPARATUM«?

Der Zusatz »metallicum praeparatum« (abgekürzt »met. praep.«) bedeutet, dass das Medikament aus einem Metallspiegel hergestellt wurde: Das Ursprungsmetall (zum Beispiel Gold, Silber, Kupfer, Eisen) wird durch ständige Wärmezufuhr im Vakuum verflüssigt und verdampft und schlägt sich als Metallspiegel an einem Glasgefäß nieder. Dieser wird abgekratzt und als Pulver weiterverarbeitet. Durch den Hitzeprozess wird das Millionen Jahre alte Metall, das aus dem Erdreich gewonnen wurde, gereinigt und verjüngt. Es nimmt den Zustand an, in dem es war, bevor es sich in der Erde abgelagert hat: Dampf. Das sich daraus niederschlagende Kondensat entspricht deshalb diesem ursprünglichen, reinen, kosmischen Metall. Es ist aktiver und dynamischer als das Metall aus der Erde.

Als Medikament gibt es Gold als Aurum metallicum praeparatum (Pulver, Tropfen) in den Potenzen D6 bis D30 (Tropfen ab D10) oder in Kombination mit zum Beispiel Bilsenkraut und Lavendel.

Medikamente für den Stress-Typ

Beim Stress-Typ ist darauf zu achten, dass die Nebenwirkungen der konventionellen Arzneimittel nicht ausgerechnet seine Schwachpunkte verstärken. Daneben gibt es eine Reihe von Konstitutionsmitteln, die dazu beitragen können, übererregte Nerven zu beruhigen und den Blutdruck zu senken.

Konventionelle Medikamente

Wenn der Blutdruck mit dem typenorientierten Handlungsprogramm und den unterstützenden anthroposophischen Mitteln nicht ausreichend sinkt oder akut gesenkt werden muss, sind entweder ACE-Hemmer oder Sartane am ehesten geeignet.

Diuretika sollten sehr zurückhaltend und wenn, dann sehr niedrig dosiert eingesetzt werden. Da Stress-Typen dazu neigen, wenig zu trinken, ist die Blutmenge im Kreislauf relativ klein. Diuretika würden sie noch stärker reduzieren, was bei langfristiger Anwendung die Nieren schädigen kann.

Wenn der Blutdruck und obendrein die Herzfrequenz zu hoch sind (über 90 Schläge pro Minute), verordnen die Ärzte gerne Betablocker. Stress-Typen sind dafür also prädestiniert. Diese Medikamente verlangsamen zwar den Herzschlag auf 60 bis 70 Schläge pro Minute, lösen aber das Grundproblem nicht. Kein Patient wird dadurch widerstandsfähiger oder weniger dünnhäutig, bekommt davon wärmere Hände oder eine robustere Gesamtkonstitution. Vielmehr verleitet der langsamere Puls und der niedrigere Blutdruck zu der Annahme: Alles bestens, ich kann weitermachen wie bisher. Nur wer genau hinhorcht, wird merken, dass Betablocker nicht nur die

WICHTIG

Sartane dürfen Sie nicht mit ACE-Hemmern kombinieren, sonst droht eine erhöhte Gefahr für plötzlichen Herztod und Nierenschäden bis hin zum Nierenversagen mit der Notwendigkeit einer Blutwäsche (Dialyse). Das ergab eine Ende 2008 veröffentlichte Studie an über 25000 Hochdruckpatienten, die mit dem ACE-Hemmer Ramipril, dem Sartan Telmisartan oder einer Kombination aus beiden Medikamenten behandelt wurden. Damit hat sich die Hoffnung zerschlagen, dass beide Wirkstoffe zusammen besser wirken als einer allein.

Stress-Problematik dämpfen – sondern auch das Empfinden. Statt den Menschen zu beleben und zu durchwärmen, tragen sie vielmehr dazu bei, ihn gegen die Botschaften von Körper und Seele abzustumpfen. Es gilt deshalb gut abzuwägen, ob ein Betablocker wirklich notwendig ist oder ob andere Maßnahmen zur Blutdrucksenkung ausreichen. Anders ist die Situation, wenn sich bereits ein Herzinfarkt ereignet hat oder Herzrhythmusstörungen wie Vorhofflimmern oder ein zu schneller Herzschlag (Tachykardie) vorliegen. Dann können Betablocker tatsächlich das Leben verlängern.

Anthroposophische Medikamente

Hier steht im Vordergrund der Arzneimittelwirkung, sowohl der seelischen Anspannung als auch der körperlichen Auszehrung gegenzusteuern.

- **Argentum metallicum praeparatum** (Pulver, ab D8 auch als Tropfen) trägt dazu bei, alle vegetativen Prozesse wie Blutdruck, Atmung, Zellteilung, Herzschlag, Verdauung, Körpertemperatur, den Stoffwechsel, die Drüsensekretion gegen belastende seelische Einflüsse abzuschirmen.
- **Bryophyllum** (Keimzumpe, Pulver) ist ein wunderbares Mittel, um körperlicher Auszehrung gegenzusteuern und die Kraftreserven wieder aufzufüllen. Denn die Keimzumpe wirkt ebenso beruhigend und entspannend wie aufbauend und kräftigend. Ihre starken vegetativen Kräfte zeigt die Pflanze, indem sie an den Blatträndern unzählige kleine neue Pflanzen bildet, die abfallen und sofort eine neue Keimzumpe entstehen lassen. Erst zum Schluss, wenn die Pflanze ihren gesamten Blattwuchs entfaltet hat, beginnt sie zu blühen und stirbt danach ab. Bis dahin hat sie Tausende von Nachkommen geschaffen. Bryophyllum regt mit diesen Kräften vor allem den Stoffwechsel an – wodurch Sie sich besser entspannen und besser schlafen. Die Wirkung ist meist schon innerhalb eines Tages spürbar.
- **Hyoscyamus Rh** D3/D6 (Bilsenkraut, Tropfen, als D3 rezeptpflichtig) hilft, wenn Sie seelisch stark unter Druck stehen. Durch das darin enthaltene Scopolamin und Hyoscyamin schlägt das

HOMÖOPATHISCHE POTENZIERUNG

Homöopathische Arzneimittel sind immer »potenziert«. Das heißt, die Ausgangssubstanz, meist eine Urtinktur als Gesamtextrakt aus einer Heilpflanze, wird im Verhältnis 1:10 (D-Potenzen), 1:100 (C-Potenzen) oder 1:50.000 (LM-Potenzen) mit destilliertem Wasser verdünnt. Die Bezeichnung D3 bedeutet, dass der Ausgangsstoff dreimal im Verhältnis 1:10 potenziert wurde.

Herz nicht mehr so schnell; auch der Blutdruck sinkt. Bilsenkraut kann so die Entspannung fördern.

- **Aurum/Hyoscyamus comp.** (Tropfen) ist eine Komposition aus Bilsenkraut mit Gold (siehe Seite 114) und Antimon (Stibium). Dieses Mittel ist vor allem sinnvoll, wenn der Blutdruck entgleist und gleichzeitig mit nervösem Herzstolpern, Herzklopfen und Angst einhergeht.
- **Hyoscyamus/Valeriana** (Tropfen, rezeptpflichtig) wirkt ausgleichend und entspannend, wenn der Blutdruck nachts ansteigt oder zu hoch bleibt und Ein- oder Durchschlafschwierigkeiten bestehen. Denn zusätzlich zu Bilsenkraut enthält dieses Mittel Baldrian, ein bekanntes natürliches Schlafmittel.
- **Aurum/Belladonna comp.** (Tropfen) ist das richtige Mittel, wenn Sie als Stress-Typ zu etwas mehr Körperfülle neigen und leicht einen roten Kopf bekommen, wenn der Blutdruck steigt. Neben Gold und Bilsenkraut enthält es Tollkirsche (Belladonna) in der Potenz D10. Belladonna löst Gestautes und Verfestigtes und wirkt entkrampfend – genau das Richtige, wenn Sie sich unter Stress leicht verspannen.
- **Aurum/Lavandula comp.** (Salbe) können Sie als Salbenlappen abends auf die Herzregion legen und über Nacht dort belassen (siehe GU-Erfolgstipp rechts). Das wirkt ungemein wohltuend und entspannend. Die Salbe besteht aus Gold, Lavendel und Rose, was Sie sofort an dem angenehmen Duft merken werden.
- **Neurodoron®** (Tabletten), eine Komposition aus Aurum metallicum praeparatum, Kalium phosphoricum und Ferrum-Quarz, ist ein universelles Anti-Stress-Mittel. Gold wirkt ausgleichend und harmonisierend auf den Kreislauf; Kalium ist an allen Stoffwechselvorgängen der Zelle beteiligt, Phosphor ist ein Träger von Licht und Wärme (siehe

GU-ERFOLGSTIPP

EIN HERZ-SALBENLAPPEN BERUHIGT

Für einen Herz-Salbenlappen streichen Sie etwa einen Zentimeter Aurum/Lavandula comp. Salbe auf ein handtellergroß zusammengefaltetes Herrentaschentuch. Legen Sie die Salbenseite auf die Brustregion über dem Herzen auf und gehen Sie damit schlafen. Wenn Sie ein eng anliegendes Unterhemd überziehen, bleibt der Salbenlappen meist gut an Ort und Stelle. Solange er gut duftet, können Sie ihn immer wieder verwenden. Danach waschen Sie das Taschentuch mit der Kochwäsche. Dieser Herz-Salbenlappen ist auch bei unruhigen, zappeligen Kindern sehr beliebt!

auch Seite 120) und die Verbindung von beiden in Form von phosphorsaurem Kalium intensiviert den Aufbaustoffwechsel. Die Verbindung von Eisen (Ferrum) mit Quarz und Schwefel (Sulfur) in Ferrum-Quarz schafft zudem eine Brücke zwischen Atmung und Stoffwechsel. In dieser Komposition wirkt Neurodoron® kräftigend auf alle Stoffwechselvorgänge und schenkt dem geschwächten Organismus neue Kraft.

Medikamente für den Bauch-Typ

Beim Bauch-Typ geht es vor allem darum, die konventionelle Bluthochdrucktherapie so zu steuern, dass sie das Aktivwerden unterstützt und nicht bremst. Darüber hinaus sind verschiedene Medikamente aus der Anthroposophischen Medizin sinnvoll.

Konventionelle Medikamente

Angezeigt sind hier in erster Linie Substanzen, die in den Stoffwechsel der Nebenniere eingreifen und verhindern, dass diese Hormone ausschüttet, die die Blutgefäße verengen. Dazu gehören ACE-Hemmer und Sartane (siehe Seite 107 und Seite 110). Sie haben auch den Vorteil, dass sie die Nieren schützen, was besonders wichtig ist, wenn Sie Diabetes oder ein hohes Risiko dafür haben.

Bauch-Typen sollten – zumindest solange noch keine Organschäden vorhanden sind und sich kein Herzinfarkt oder Schlaganfall ereignet hat – möglichst nicht mit Betablockern (siehe Seite 108) behandelt werden. Denn die Wirkstoffe aus dieser Gruppe tragen eher noch dazu bei, Depressionen und Gewichtszunahme zu verstärken. Sie können die Eigenaktivität und das Interesse an der Umwelt bremsen und sind in diesem Fall kontraproduktiv. Das ist nicht weiter verwunderlich, denn Betablocker bremsen das sympathische Nervensystem und führen auf diese Weise zu einer schläfrigen, trägen Grundstimmung.

BETABLOCKER DÄMPFEN DEN ANTRIEB

Wenn nervöse Menschen kurz vor einem großen Auftritt einen Betablocker schlucken, können sie damit ihr Lampenfieber so dämpfen, dass gerade noch genug Spannung für eine gute Bühnenpräsenz erhalten bleibt. Bei Bauch-Typen, die zur Bequemlichkeit neigen, ist diese dämpfende Wirkung allerdings unerwünscht. Erst wenn innere Organe durch die überstimulierten Sympathikusnerven ständig gepusht werden, können Betablocker vor dieser »Peitsche« schützen. Nur dann sind sie auch sinnvoll.

Neben ACE-Hemmern oder Sartanen können Sie sich auch entwässernde Medikamente (Diuretika) verordnen lassen – weil sie verhindern, dass Ihr Körper durch Flüssigkeitsansammlungen aufgeschwemmt wird. Meist werden diese Mittel aber zu hoch dosiert. Achten Sie deshalb darauf, dass der Arzt mit einer möglichst niedrigen Dosis beginnt. Zum Beispiel genügen als Tagesdosis bei Hydrochlorothiazid 12,5 Milligramm, bei Chlortalidon 12,5 Milligramm, bei Indapamid 2,5 Milligramm, bei Xipamid 10,0 Milligramm, bei Furosemid 20,0 Milligramm, bei Piretanid 6,0 Milligramm und bei Spironolacton 25,0 Milligramm. Diese Mengen sollten erst gesteigert werden, wenn sich zeigt, dass die Dosis nicht ausreicht, um den Blutdruck zu senken.

Anthroposophische Medikamente

Eine ganze Reihe von Konstitutionsmitteln eignen sich dazu, beim Bauch-Typ die typischen Einseitigkeiten auszugleichen.

- **Ferrum sidereum** (Meteoreisen, D10 und D12 als Pulver, D20 als Tabletten), das »Sterneneisen«, stammt aus Meteoriten, die aus dem Weltall auf die Erde gefallen sind. Dieses kosmische Eisen ist im Vergleich zu den irdischen Eisenerzen sehr jung. Eisen ist das Atmungsmetall des Blutes, weil es im Zentrum des roten Blutfarbstoffes (Hämoglobin) steht. Es hat die Fähigkeit, durch den Transport von Sauerstoff einerseits und Kohlendioxid andererseits die Atmung mit dem Stoffwechselgeschehen zu verbinden. Eine gesunde Stoffwechseltätigkeit, die durch Eisen angeregt werden kann, ist wiederum die Voraussetzung für einen starken Willen.
  Meteoreisen nehmen Sie zwei Monate lang ein, anschließend folgen zwei Monate Pause. In diesen Rhythmen kann die Einnahme wiederholt werden, solange es nötig erscheint.

Ferrum sidereum ist gut für den Bauch-Typ, denn es stärkt den Willen.

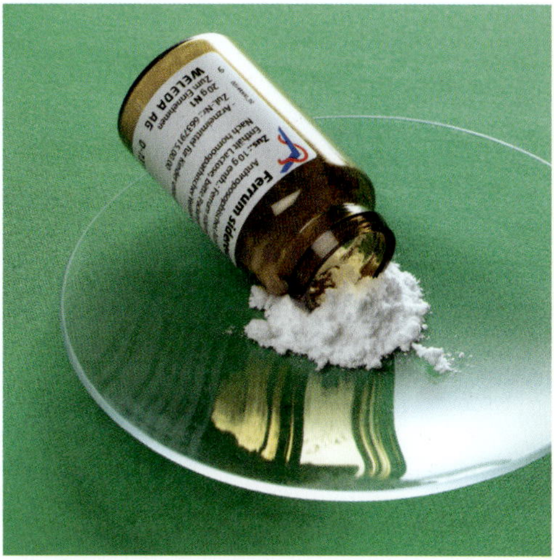

- **Ferrum metallicum praeparatum** (Pulver) ist irdisches Eisen, das über die Herstellung eines Metallspiegels »verjüngt« wurde (siehe

Seite 114). Es soll die Wirkung von Meteoreisen und die Willensentfaltung unterstützen.

- **Phosphorus D4** (Tropfen) enthält Phosphor in homöopathischer Verdünnung. Das griechische Wort bedeutet übersetzt »Lichtträger«. Weißer Phosphor birgt neben einem hohen Maß an Licht auch viel Wärme. Er hat die Eigenschaft, sich bei Raumtemperatur selbst zu entzünden und mit 1300 °C zu verbrennen. Diese Licht- und Wärmequalität soll auch das Medikament in den Organismus tragen und ihn wieder wach machen für den Stoffwechsel und den eigenen Willen.
- **Cuprum metallicum praeparatum** (Pulver) ist Kupfer, das ebenfalls als Metallspiegel verarbeitet wurde (siehe Seite 114). Es wirkt durchwärmend und aktiviert auch den Stoffwechsel. Außerdem macht es empfindsam und wirkt krampflösend. So kann es einen hohen Blutdruck senken, der durch Stauungen und einen zu kompakten Leib bedingt ist.
- **Hypericum Auro cultum, Herba D2 und D3** (Tropfen, rezeptpflichtig) ist homöopathisch aufbereitetes Johanniskraut, ein bewährtes Mittel gegen Depressionen. Es wird aus Pflanzen gewonnen, die drei Jahre lang mit goldhaltigem Dünger gedüngt wurden. Das verstärkt die Lichtqualitäten der Pflanze; sie kann so die Stimmung noch besser aufhellen.

PHOSPHOR
Phosphor-Tropfen sollten immer morgens, gegebenenfalls mittags eingenommen werden. Abends können sie eventuell das Einschlafen stören.

Medikamente für den Chaos-Typ

Beim Chaos-Typ sind 24-Stunden-Messungen von besonderer Bedeutung. Gerade wenn der Blutdruck häufig entgleist, gilt es herauszufinden: Wann und warum steigt er an und wie kann man gegensteuern?

Konventionelle Medikamente

Chaos-Typen sind prädestiniert für ACE-Hemmer oder Sartane. Betablocker sind für sie gar nicht gut, weil diese dem Blutdruck ein Korsett verpassen, das kaum Schwingungsfähigkeit zulässt.

Wichtig ist, dass der Arzt die Dosis sehr genau einstellt und mit der niedrigstmöglichen beginnt. Denn meist reguliert sich der Blutdruck von allein, wenn Sie Ihre Lebensumstände entsprechend anpassen. Die Lebensweise hat hier wesentlich mehr Einfluss als jede Pille. Denn es geht in erster Linie darum, das natürliche Gleichgewicht wieder anzuregen.

Anthroposophische Medikamente

Alle Konstitutionsmittel, die körpereigene Rhythmen beeinflussen, können beim Chaos-Typ doppelt nötig und wirksam sein:

- **Cardiodoron®** (siehe Seite 112).
- **Aurum metallicum praeparatum** (siehe Seite 114).
- **Aurum/Belladonna comp.** (siehe Seite 117).

Weitere Therapien

Im Folgenden beschreiben wir in aller Kürze weitere Therapieverfahren aus der Anthroposophischen Medizin, die Sie bereits in unseren Patientenbeispielen ab Seite 61 kennengelernt haben.

Heileurythmie

Die Eurythmie ist eine Bewegungskunst, die durch Rudolf Steiner, den Begründer der anthroposophischen Geisteswissenschaft, zu Beginn des 20. Jahrhunderts entwickelt wurde. In der Medizin wird sie als Heileurythmie ausgeübt.

Heileurythmie verwendet Sprache, Laute, Gebärden und Musik und setzt diese in eine speziell gestaltete Bewegung um. Jedem Laut, Konsonant wie Vokal, entsprechen dabei eigene Gesten. Man geht davon aus, dass es zwischen den Bewegungsqualitäten dieser Laute und den Lebensvorgängen im Organismus eine enge Beziehung gibt, die sich therapeutisch nutzen lässt.

Heileurythmisten wählen in Absprache mit dem behandelnden Arzt einzelne Laute und Gesten aus und üben sie intensiv gemeinsam mit dem Patienten, um die gewünschten therapeutischen Effekte zu erzielen. Die Übungen wirken gezielt anregend, stärkend und regulierend auf die rhythmischen Vorgänge, besonders auf Kreislauf und Atmung, aber auch auf die Tätigkeit der inneren Organe, allgemeine

EINFLUSS AUF ORGANFUNKTIONEN

Die Heileurythmie greift mit ihren Wirkungen tief in die Organfunktionen ein und ist deshalb bei hohem Blutdruck besonders gut geeignet, wenn nicht nur das Geistig-Seelische, sondern auch die Stoffwechsel- und Organfunktionen beeinflusst werden sollen.

Beweglichkeit und Gleichgewicht. Einmal erlernt, lassen sie sich leicht in den Alltag integrieren.

TALENT SPIELT KEINE ROLLE

Anthroposophische Kunsttherapien erfordern keine besondere Begabung. Sie sind vielmehr darauf ausgerichtet, sich selbst und in sich eine spirituelle Dimension zu entdecken, um aus der Alltagsrealität herauszutreten.

Anthroposophische Kunsttherapien

Anthroposophische Kunsttherapien mit Malen und Plastizieren, Musik, Gesang und Sprachgestaltung dienen dem Ziel, die innere Harmonie des Organismus und der Seele wiederherzustellen. Denn die aktive Auseinandersetzung mit Ton, Holz, Stein oder Farbe, mit Tönen, Melodien und Instrumenten, mit Sprache und Gesang lässt abgestumpfte Sinne anders wahrnehmen, hören, sehen und fühlen. Damit eröffnen sich neue schöpferische Wege im Umgang mit der Umwelt und eigenen Innenwelt und somit auch für die Bewältigung von Krankheit und seelischen Problemen.

Rhythmische Massage

Die Kunst der rhythmischen Massage wurde in der ersten Hälfte des 20. Jahrhunderts von den beiden Ärztinnen Dr. Ita Wegman und Dr. Margarethe Hauschka entwickelt. Sie beruht auf der klassischen Heilmassage, arbeitet jedoch noch mit anderen Griffen und Techniken und hat auch ein anderes Ziel. Die klassische Massage drückt, klopft, walkt und knetet Muskeln und Bindegewebe, um Verspannungen zu lockern. Die rhythmische Massage dagegen regt mit saugenden und rhythmisch schwingenden, streichenden Bewegungen die Flüssigkeitsströme im Körper an, um krankhaft verfestigte und verdichtete Strukturen zu lösen und wieder ins Fließen zu bringen. Nach jeder Behandlung ist eine Ruhepause von mindestens 30 Minuten obligatorisch, um die Wirkung zu optimieren.

Rhythmische Massage regt die Flüssigkeitsströme im Körper an.

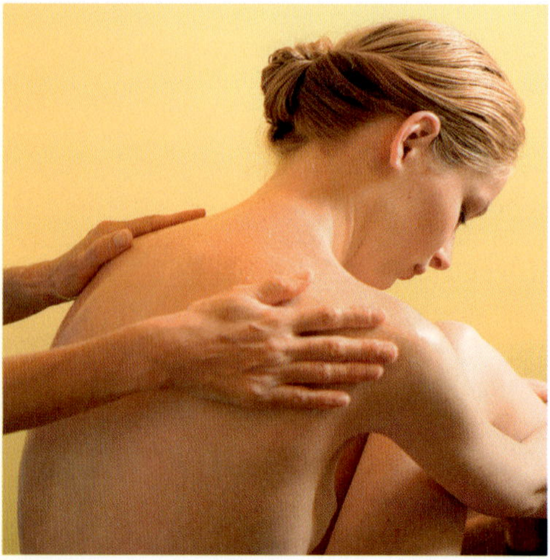

Rhythmische Massage macht körperlich und seelisch durchlässiger, wacher. Sie durchwärmt, vertieft die Atmung, bessert Schlaflosigkeit, Müdigkeit, Erschöpfung, Schmerzen, Verspannungen, Stauungen und senkt darüber auch den Blutdruck.

Bücher, die weiterhelfen

Bavastro, Paolo; Fried, Andreas; Kümmell, Hans Christoph
Herz-Kreislauf-Sprechstunde
Verlag Urachhaus, Stuttgart
Alles zu Risikofaktoren, Krankheitszeichen, Diagnostik und Behandlungsmöglichkeiten von Herz-Kreislauf-Erkrankungen

Blech, Jörg
Heilen mit Bewegung
Fischer Taschenbuch Verlag, Frankfurt/Main
Eine gut begründete Ermunterung, in Bewegung zu kommen

Bopp, Annette; Herbst, Vera
Handbuch Medikamente
Stiftung Warentest, Berlin
Umfassendes Nachschlagewerk über die richtige Anwendung konventioneller Medikamente, mit einem umfangreichen Kapitel zur medikamentösen Behandlung des hohen Blutdrucks

Kabat-Zinn, Jon; Kroh von Fischer, Marion B.
Gesund durch Meditation
Fischer Taschenbuch Verlag, Frankfurt/Main
Vielfältige Möglichkeiten, mit Achtsamkeit bewusster und besser zu leben

Lown, Bernard
Die verlorene Kunst des Heilens
Schattauer Verlag, Stuttgart
Einer der renommiertesten Kardiologen der Welt wandelt sich vom dogmatischen Schulmediziner zum Befürworter einer ganzheitlich orientierten Medizin

Lütz, Manfred
LebensLust
Pattloch Verlag, München
Ein höchst amüsantes und engagiertes Plädoyer für ein bewusstes, spirituelles und ganzheitlich orientiertes Leben

Servan-Schreiber, David
Die neue Medizin der Emotionen
Goldmann, München
Ein Wegweiser, um Stress, Angst und Depressionen besser zu bewältigen

Aus dem GRÄFE UND UNZER VERLAG

Pape, Detlef u. a.
Schlank im Schlaf
Die revolutionäre Formel: So nutzen Sie Ihre Biouhr zum Abnehmen

Mannschatz, Marie
Meditation
Mehr Klarheit und innere Ruhe im Alltag finden durch Achtsamkeitsmeditation und Metta-Meditation; Buch mit CD

Elmadfa, Ibrahim u. a.
Die große GU Nährwert Kalorien Tabelle
Alle wichtigen Inhaltsstoffe von Lebensmitteln in übersichtlicher Tabellenform

Grillparzer, Marion
GLYX Kompass
Bewertung von mehr als 800 Lebensmitteln nach glykämischem Index und weiteren Faktoren

Hederer, Markus
Laufen statt Diät
Abnehmen durch gezieltes Lauftraining, kombiniert mit Kräftigungsübungen und gesunder Ernährung

Helmkamp, Andreas; Mack, Norbert; Schmidt, Mathias R.
Nordic Walking
Ausrüstung, Aufwärmübungen und Trainingsprogramme für Anfänger wie auch für Fortgeschrittene

Schutt, Karin
Massagen
Selbst- und Partnermassagen, die helfen, Ängste, Stress und Verspannungen abzubauen und neue Energie zu gewinnen

Trökes, Anna
Yoga zum Entspannen
Übungen aus dem Hatha-Yoga, die helfen, Ruhe, Gelassenheit und die eigene Mitte zu finden

Adressen, die weiterhelfen

Gemeinschaftskrankenhaus Herdecke
Gerhard-Kienle-Weg 4, D-58313 Herdecke, www.gemeinschaftskrankenhaus.de
Anthroposophisches Krankenhaus für die Akut- und Regelversorgung im Ruhrgebiet

Paracelsus-Krankenhaus Unterlengenhardt
Burghaldenweg 60, D-75378 Bad Liebenzell, www.paracelsus-krankenhaus.de
Anthroposophische Fachklinik für Innere Medizin im Nordschwarzwald

Die Filderklinik
Im Haberschlai 7, D-70794 Filderstadt-Bonlanden, www.filderklinik.de
Anthroposophisches Krankenhaus für die Akut- und Regelversorgung bei Stuttgart

Gemeinschaftskrankenhaus Havelhöhe
Kladower Damm 221, D-14089 Berlin, www.havelhoehe.de
Anthroposophisches Krankenhaus für die Akut- und Regelversorgung in Berlin

Dachverband Anthroposophische Medizin in Deutschland e. V. (DAMiD)
Chausseestraße 29, D-10115 Berlin, www.damid.de
Dachorganisation anthroposophischer Berufs- und Patientenverbände, des Klinikverbands, der gemeinnützigen Altenhilfe sowie der anthroposophischen Arzneimittelhersteller

Gesellschaft Anthroposophischer Ärzte in Deutschland e. V. (GAÄD)
Roggenstraße 82, D-70704 Filderstadt, www.anthroposophische-aerzte.de
Zusammenschluss der Anthroposophischen Ärzte Deutschlands

Internet-Links

www.achtsamkeit.info
Kurse in Focusing und Meditation der Achtsamkeit. Außerdem erhältlich: CD »Achtsamkeitsmeditation«

www.joanneum.at/ind
Informationen zur Rhythmusforschung, mit Forschungsergebnissen über die Herzrhythmen

www.rhythmen.de
Informationen zu Rhythmen und dem Einfluss des Hexameter-Sprechens

Bezugsadressen

Jungebad KG
Heckenweg 30, D-73087 Bad Boll, www.jungebad.com
Apparatur und Öle für Öldispersionsbäder

Lichterde
Jürgen E. Braun, Hälverstraße 64, D-58579 Schalksmühle, www.lichterde.de
Sehr gute ätherische und Körperöle

Wala Heilmittel GmbH / Dr. Hauschka Kosmetik
Dorfstraße 1, D-73087 Bad Boll/Eckwälden, www.wala.de
Anthroposophische Heilmittel und Produkte zur Körperpflege aus Naturstoffen

Weleda AG
Möhlerstraße 3, D-73525 Schwäbisch Gmünd, www.weleda.de
Anthroposophische Heilmittel und Produkte zur Körperpflege aus Naturstoffen

Sachregister

Impressum

Genehmigte Lizenzausgabe für
Verlagsgruppe Weltbild GmbH,
Steinerne Furt, 86167 Augsburg

Projektleitung: Silvia Herzog

Lektorat: Rita Steininger

Layout: independent Medien-
Design, Horst Moser, München

Umschlaggestaltung: X-Design, München

Umschlagmotiv: Istockphoto

Gesamtherstellung:
Typos, tiskařské závody, s.r.o., Plzeň
Printed in the EU

978-3-8289-5075-7

2013 2012 2011
Die letzte Jahreszahl gibt die
aktuelle Lizenzausgabe an.

Einkaufen im Internet:
www.weltbild.de

Bildnachweis

Fotoproduktion: Marcel Weber
Weitere Fotos: Corbis: S. 44; Getty: S. 3 li.; 22, 33, 90, 99, 100; Jump: S.2, 6/7, 8, 30, 52/53, 54, 60, 73, 74, 86, 122; Jupiter Images: S. 106; Plainpicture: S. 34; Privat: S. 4; Stockfood: S. 67, 82; Weleda: S.112, 113.

Illustrationen: Ingrid Schobel
Illu S. 11 nach einer Vorlage in Rohen, J.W.: Morphologie des menschlichen Organismus, Verlag Freies Geistes-leben, S. 179; Illu S.17 nach Timio, Mario et al.: Age and Blood Pressure Changes, in: Hypertension, Vol. 12, No. 4, Oktober 1988, S. 457-461.

Dank

Für die wissenschaftliche Beratung und fachliche Unterstützung geht ein großer Dank an Dr. Jakob Gruber, Kardiologe und Hypertensiologe DHL am Gemeinschaftskrankenhaus Herdecke. Außerdem danken wir den Mitarbeiterinnen und Mitarbeitern des Gemeinschaftskrankenhauses Herdecke sowie den Patientinnen und Patienten. In der Begegnung mit ihnen und auf dem Boden ihrer Erfahrungen wurde das Drei-Typen-Konzept schrittweise entwickelt. Ohne sie und die gemeinsam erlebte praktische Bedeutung der thrapeutischen Maßnahmen wäre es nie zu diesem Buch gekommen.

Wichtiger Hinweis

Die Gedanken, Methoden und Anregungen in diesem Buch stellen die Meinung bzw. Erfahrung der Verfasser dar. Sie wurden von den Autoren nach bestem Wissen erstellt und mit größtmöglicher Sorgfalt geprüft. Sie ersetzen jedoch nicht die ärztliche Beratung bzw. Therapie. Weder Autoren noch Verlag können für eventuelle Nachteile oder Schäden, die aus den im Buch gegebenen praktischen Hinweisen resultieren, eine Haftung übernehmen.